疫重情深

COVID-19

慈濟防疫紀實

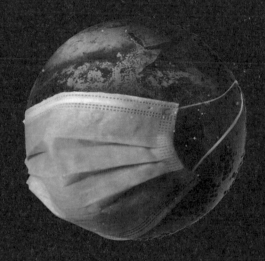

編著————慈濟人文志業中心

證嚴上人關懷信

親愛的鄉親大德：吉祥平安！

每年五月原是感恩月，是感念親恩的母親節，也是感念佛恩的佛誕日，同時也是全球慈濟日。

然而，新冠狀病毒持續在全球迅速蔓延，有兩百多個國家地區染疫，確診人數超過一億六千萬人，往生人數超過三百四十萬人，疫情還在不斷升高！尤其印度近兩個星期，每日確診人數都超過三十萬人。

這波疫情如此嚴峻，證嚴內心「憂極難言」！疫情還要持續多久？還要如何延伸下去？感覺都還看不到盡頭，擔憂、感傷已不足以形容……沒想到，臺灣也連續幾天出現破百案例，確診者足跡遍及南北。為了防止疫情擴大，大家必須停止一切群聚活動，人人遵守「戴口罩、勤洗手、少出門」。

可以想見不幸感染確診，或隔離檢疫者，甚至是健康的人，大家內心皆惶恐不安，當然生活也有許多不便。但居

安思危，忍得一時的不便與無奈，做好自我防護，自愛愛人，才能換得全家、全社會的平安。

平安最大富，此時此刻，大家最需要的是安定的心，慈濟人致上「安心生活箱」，內有米糧、麵及靜思精舍製作的淨斯資糧及書籍等，讓大家安心在家生活。珍惜家人共聚的因緣，互相關懷、互相鼓勵，願人人抱持平靜的心，並藉此機會自我沉澱和靜思。

災疫是大自然向人類示警，地球毀傷，災難頻傳，期待人人抱持感恩心，感恩大地生養萬物，穀類青蔬鮮果讓我們吃得安心，又能提供完整的營養。消弭疫情，茹素是唯一的靈方妙藥；不僅守護健康，也能清淨心念，萬物共生共榮，疼惜所有的生物，用完整的愛，給孩子留下一個乾淨的地球，才能保平安。

人類的希望來自於互助，感恩全球慈濟人克服一切困難，即時提供防疫物資及生活濟助；將愛的能量擴及全球

一百二十四個國家地區。讓大愛包容地球村，讓善的循環遍布全世界。

「大哉教育益群生，行善人間致祥和」，面對這一波疫情，唯有凝聚更多的善念，以戒殺護生的方式止災息厄。祈願人人表達一分虔誠的力量，敬天愛地，尊重生命；行善造福，茹素推素，為天下祈福。

祈願人心淨化、社會祥和、天下無災無難！
虔誠祝福人人平安，家家吉祥，福慧雙修！

佛教慈濟基金會創辦人　釋證嚴
二〇二一年五月

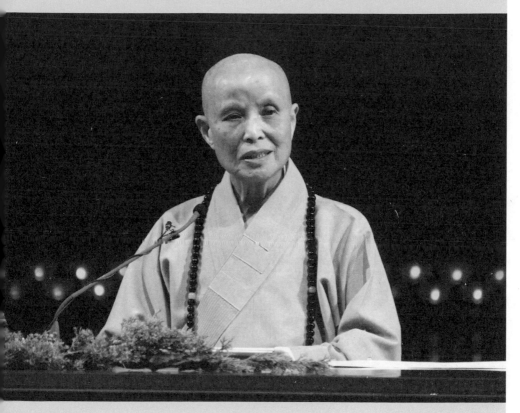

（攝影／黃錦益）

| 目錄 |

疫起動起來！

◎美洲

◎歐洲

◎非洲

醫心移疫

蔬食有抑疫

2019 年底，世界變得不同⋯⋯

那是最好的時代，那是最壞的時代⋯⋯
那是光明的季節，那是黑暗的季節⋯⋯

・・・・

謹以一部電影及四本書，做為本書的序幕——

《全境擴散》

英國廣播公司（BBC）報導，演員陣容包括多位大牌明
星、於 2011 年上映的好萊塢驚悚災難片《全境擴散》
（*Contagion*），十年後突然再度受到影迷關注，讓本片編
劇史考特・伯恩斯大吃一驚。

據伯恩斯說，編寫《全境擴散》的最初想法是要表明，
現代社會容易受到這種疫情爆發的衝擊；他說，更重要和
更有意義的是社會反應、恐懼的傳播以及這種影響的連鎖
反應。

讓他感到心驚的是，在編寫劇本時，他曾與病毒學家和

流行病學家和世衛組織專家進行了討論；他們都說，疫情不是是否爆發的問題，而是時間早晚的問題。

2019 年年底，中國大陸湖北省武漢市傳出不知名肺炎疫情；12 月 31 日，武漢市衛生健康委員會首次公開通報疫情情況，稱該市發現二十七例病例。2020 年 1 月 7 日，檢測出新型冠狀病毒「2019-nCoV」，所感染的肺炎簡稱「新冠肺炎」，英文名為「Novel Coronavirus Pneumonia」，簡稱「NCP」。2 月 11 日，世界衛生組織（WHO）宣布，2019 新型冠狀病毒疾病正式命名為「COVID-19」。

流行病學家利普金（Ian Lipkin）是《全境擴散》的科學顧問；他表示，為了讓電影盡量逼真，又不偏離科學和醫學基礎，他們下了很大的功夫。據他說，這部電影就是為了要預防未來發生類似新冠肺炎這樣的全球流行傳染病。

然而，新冠肺炎爆發一年後的 2020 年 12 月 31 日，新冠病毒已攻陷全球七大洲、兩百多個國家地區，八千三百多萬人染病；至 2021 年 7 月，至少一億八千多萬例確診，四百萬人死亡。

原來，十七年過去，我們似乎還是沒有從 SARS 的慘痛

經驗或《全境擴散》這樣的電影中學到教訓；如今，這與 SARS 師出同門的新冠肺炎，依然再次讓全世界籠罩在不安與焦慮的情緒中⋯⋯

《瘟疫與人：傳染病對人類歷史的衝擊》

麥克尼爾（William H. McNeill）是當代史學泰斗、芝加哥大學歷史學榮譽教授。其名著《瘟疫與人：傳染病對人類歷史的衝擊》（*Plagues and Peoples*）說明了，人類即使實現了太空旅行，卻擺脫不了傳染病的威脅。歷史不斷證明，因為傳染病，全球政經情勢極有可能一夕劇變，人性面對更嚴格的試煉。

歷史上，瘟疫不斷流竄。歐亞間的經濟貿易，致使天花悄悄跟著商旅隊伍進入新世界；蒙古大軍攻無不克，將鼠疫散布歐亞大陸；西方帝國靠著無心傳染的天花，達成了殖民野心；工業革命促進的交通躍進，更讓全球成為疾病大鎔爐。

細數人類過去的歷史，也有多次因為傳染病的肆虐，而在全球各地奪去了眾多寶貴性命。在歷史上留有紀錄的，可看到 13 世紀的漢生病（俗稱痲瘋病）、14 世紀的鼠

疫、16 世紀的梅毒、18 世紀的天花、19 世紀的霍亂與結核病等、20 世紀初的流感，不勝枚舉。

云其大者。黑死病（Black Death，即鼠疫）是人類歷史上極嚴重的瘟疫之一，於 1347 至 1352 年間在歐亞非大陸上流行，是第二次鼠疫大流行的開端。此病約在 14 世紀 40 年代散布到整個歐洲，在全世界造成了大約七千五百萬至兩億人死亡，是人類歷史上致死人數最多的流行病；根據估計，瘟疫爆發期間的中世紀歐洲約有佔人口總數 30% 至 60% 的人死於黑死病。

西班牙流感（Spanish flu），也稱為 1918 年流感大流行（1918 flu pandemic），是於 1918 年 1 月至 1920 年 12 月間爆發的異常致命的流感大流行，造成當時世界人口約四分之一的五億人感染，大約造成兩千萬至五千萬人死亡（各方估計值在一千四百多萬至一億人之間），是人類歷史上致死人數最多的流行病之一、僅次於黑死病。（名為「西班牙」流感，則是當時民眾的錯覺及誤傳）

百年後，人類再度「全球一命」，一同受到傳染病的威脅。即使醫學水準與百年前已不可同日而語，在本書編寫期間，新冠肺炎仍已造成全球至少四百萬人亡故。

所幸，當代醫學已開發出對應的疫苗。2020 年疫情在美國肆虐，死亡人數不斷地攀升且多日破萬，儼然是最危險的重災區；在經歷長時間封城後，隨著疫苗成功研發、開打，不但確診病例一夕之間驟降，接種覆蓋率已經涵蓋全美一半以上人口。毫無疑問，接種疫苗是迎來解封的最佳解藥。

雖然全球疫情因變種病毒而有變數，但疫苗至少能令新冠肺炎「流感化」，讓染疫民眾避免重症，不必再承受死亡威脅。

《第四級病毒》

《第四級病毒》（*Level4: Virus Hunters of the CDC*）這本書的作者約瑟夫·麥科明克（Joseph B. McCormick），是全世界最權威之伊波拉病毒、拉薩出血熱等最危險病毒的專家之一。

他表示：「在病毒的世界裡，人類才是入侵者。」並不是這些「凶險的」病毒躲在暗處，伺機偷襲人類，他說：「原本病毒靜悄悄地在自然界與宿主共存；直到人類因為人口快速成長，大肆擴張，侵入了病毒的自然棲息地，病

毒才被迫現身。」

雖然還不確定真實起源，但經研究，新冠病毒的基因體序列與蝙蝠及穿山甲體內所存在的冠狀病毒相似度達97%；許多科學家因此認為，蝙蝠或穿山甲應是新冠病毒的自然宿主，由於人類的捕捉或食用，才導致病毒「入侵」人類社會。

根據國際人道主義協會（HSI）發表的白皮書內容則指出，這次新冠病毒的起源，大多數人認為是來自大陸武漢的華南牛鮮市場，並認為畜牧業將成千上萬的動物集中圈養，將是流行病傳播流行的大溫床。HSI 表示，為了防止病毒的大肆流行，就必須減少肉食的習慣，全球領導人需要積極協助將全球飲食轉向以植物為基礎的飲食。

或許，如證嚴上人所云：「人類只顧著自己的利益，並不顧生命生存的權利，放縱欲望，強者撲殺弱勢，殘酷地吞食眾生肉。所有的動物身上都有潛伏的毒素或病菌，每當發生口蹄疫、禽流感，就是幾千隻、幾萬隻被撲殺，為人類而受災殃。」

因此，勤洗手、戴口罩、少群聚等措施可能還不夠；「齋戒茹素才是根本，能預防病從口入，以減少殺生來表達內

心的虔誠。」

《鼠疫》流行與人性的《雙城記》

法國存在主義文學家卡謬（Albert Camus）在 1947 年出版的小說《鼠疫》（*La Peste*，或譯為「瘟疫」、「黑死病」）中所「揭露」出人性的各個面相：隱匿疫情的高層官員、無知而驚恐的民眾、站到第一線護衛生命的醫生乃至於普通百姓……諸般場景，臺灣的讀者在 SARS 時甚覺生動，於新冠肺炎爆發之後想必更有感觸。

面對前所未有的世紀傳染病，身為跨國慈善組織的慈濟基金會，也面臨前所未有的救援模式。海外地區的慈濟志工，面臨人少、資源少、疫情卻嚴重千百倍的艱難處境，但他們未曾退縮。除了透過視訊與臺灣本會密切合作，將寶貴防疫物資送到世界各地，充實全球醫療人員自保及對抗病毒的能量外，也戮力將必要的防護物資、衣食資糧及公衛知識，傳送給弱勢的貧民與難民。今年 5 月中旬，臺灣疫情突然升溫，慈濟人也全力投入抗疫濟貧。

在全世界病亡者眾、人心惶惶的這段期間，人性的美善亦因而透顯。英國大文豪狄更斯以法國大革命為背景所寫

成的長篇歷史小說——名著《雙城記》，以巴黎與倫敦雙城，比喻人性的光明與闇黑，卷首云：

那是最好的時代，那是最壞的時代；那是智慧的歲月，那是愚昧的歲月；那是信任的紀元，那是懷疑的紀元；那是光明的季節，那是黑暗的季節；那是希望的春天，那是失望的冬天……

編撰本專書的目的，便是要在此「黑暗」的時期，彰顯人性的光明面！即使疫情沉重，人類深厚、美善的真情摯性，卻能相互扶持、照破病苦黑暗！本書的大致架構為——

第壹部分「疫起動起來」，述說全球慈濟志工對世界各國以及臺灣所進行之方方面面的伸援。

第貳部分「醫心移疫」，陳述慈濟醫療體系於第一線抗疫的付出，以及臺灣各界對於醫護人員的相挺。

第參部分「蔬食有抑疫」則談「茹素」，期盼能從根源開始，推動蔬食革命、心靈革命，遠離傳染病之源！

本書所收入的文章，或許只能陳述人間「情深」的千萬分之一、掛一漏萬；只希望能做為小小星火，觸發更大、更廣的惻隱溫情！

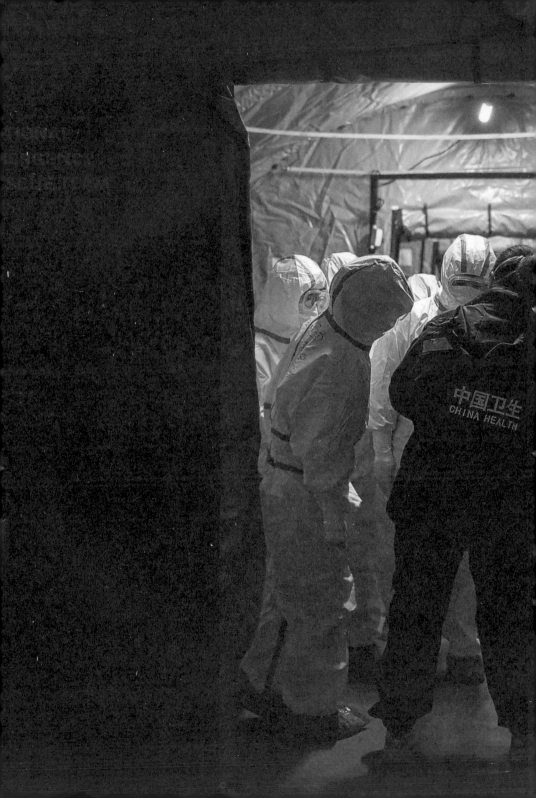

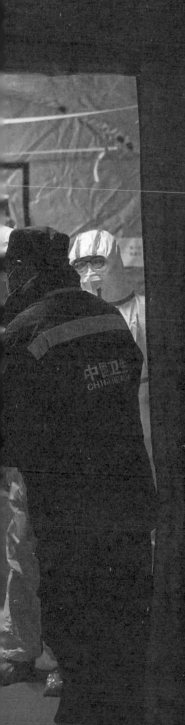

武漢爆發肺炎

在中國武漢客廳會議中心臨時搭建的方艙醫院，醫護人員各個身穿防護衣，準備應對面前棘手的敵人。武漢從 2019 年底爆發新冠肺炎疫情，並快速擴散到中國各省及世界。儘管病毒的起源目前仍眾說紛紜，疫情也未見緩和趨勢，可以確定的是，當局勢混亂時，能否靜下心來，不隨謠言及恐慌起伏，將決定人們可否度過這次難關。 （圖片 / 達志影像）

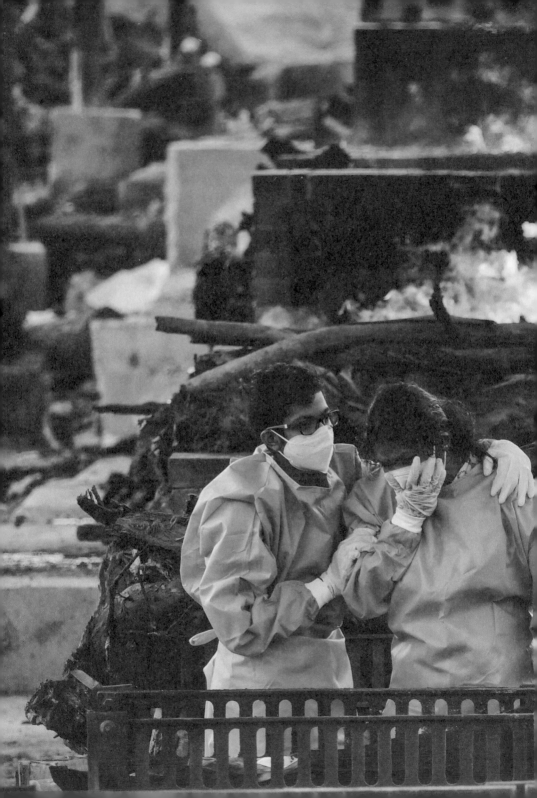

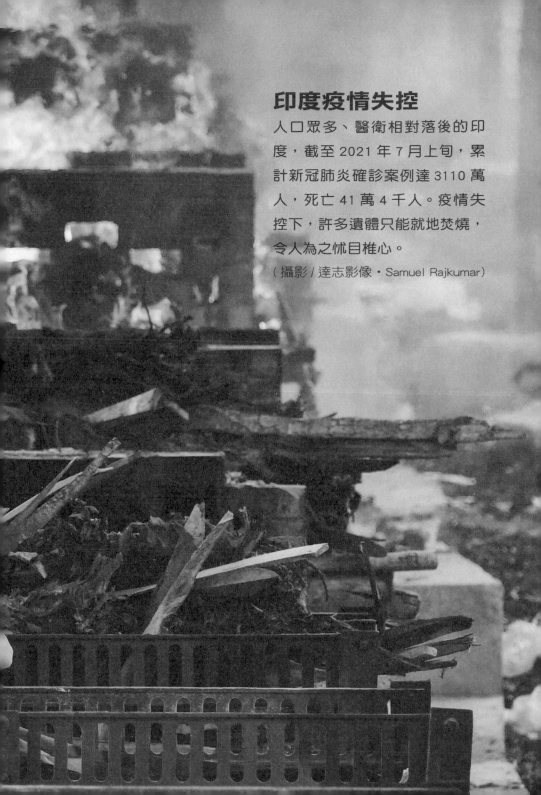

印度疫情失控

人口眾多、醫衛相對落後的印度，截至 2021 年 7 月上旬，累計新冠肺炎確診案例達 3110 萬人，死亡 41 萬 4 千人。疫情失控下，許多遺體只能就地焚燒，令人為之怵目椎心。

（攝影 / 達志影像・Samuel Rajkumar）

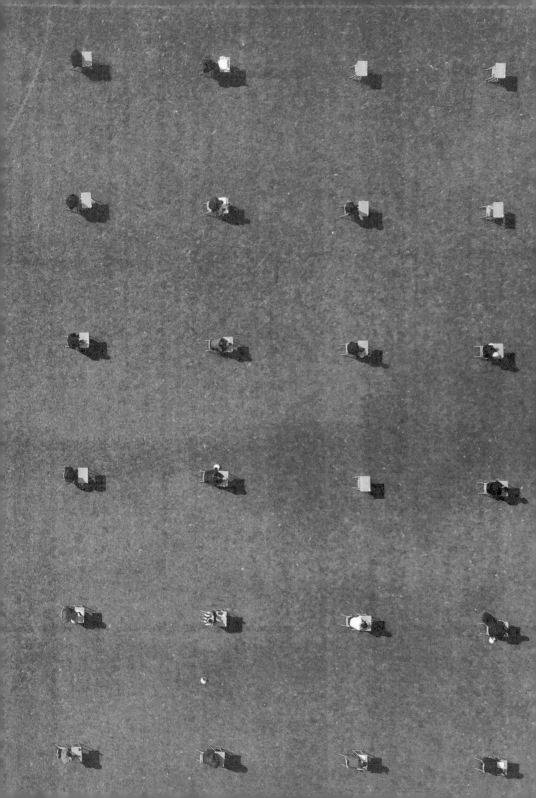

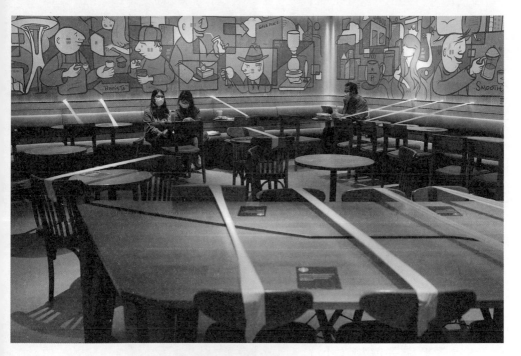

疫情下的變與不便

疫情期間，南韓企業租借體育場招募人才。應徵者在體育場上筆試，入場前需量測體溫、配戴口罩，筆試場桌椅也間隔安全距離（左）。為嚴格執行社交距離禁令，香港星巴克咖啡以膠帶封住部分桌椅，限縮內用客數（上）。

（攝影／左：達志影像‧洪基元；上：達志影像‧張堅）

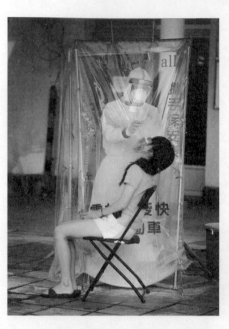

日常，不再日常

雲林斗南火車站快篩站，
為返鄉遊子篩檢（上）。
臺北市林森北路巷內的夾
娃娃機店，因禁令歇業拉
上封鎖線（右）。新冠肺
炎蔓延全球，改寫了我們
習以為常的日子。

（攝影／劉子正）

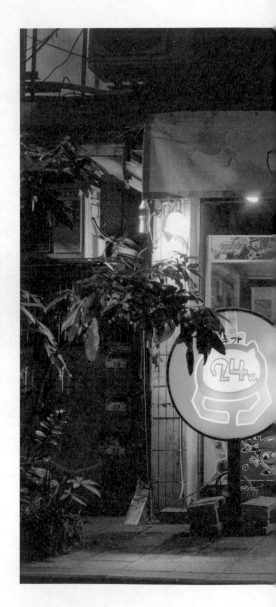

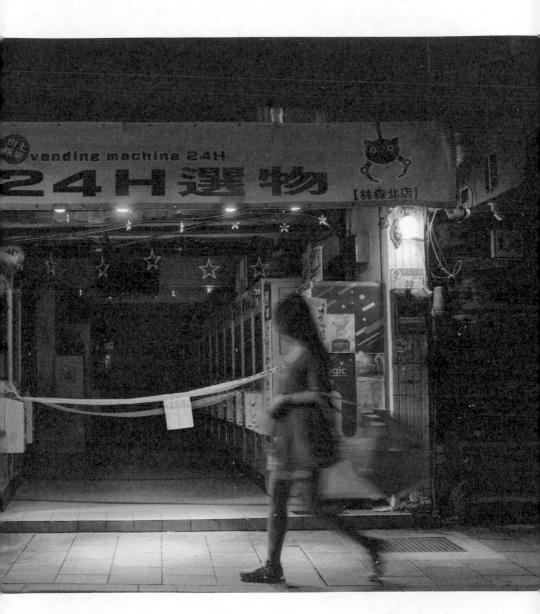

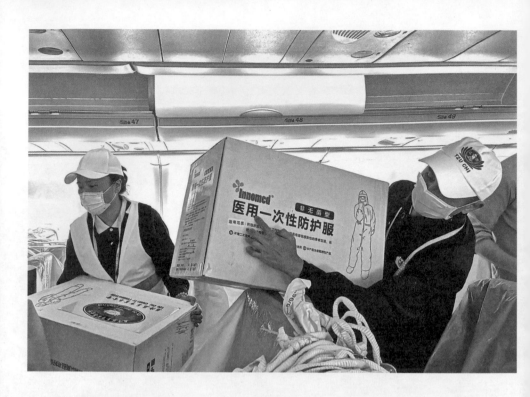

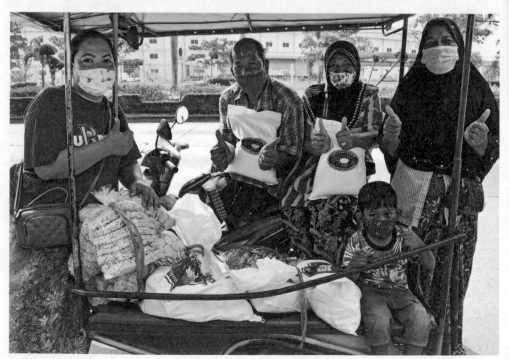

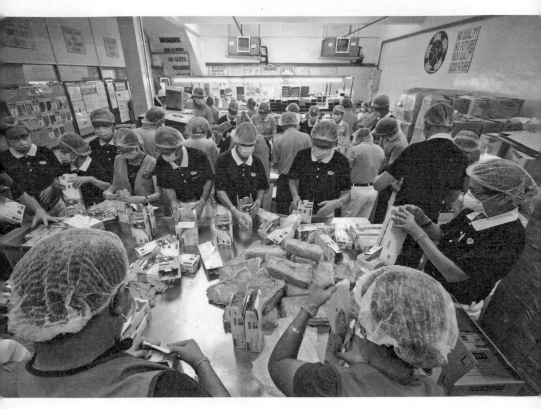

攜手送愛全球

菲律賓宿霧太平洋航空公司客機轉為貨運飛機，專程飛廣州運回兩百多箱醫用防護服等防疫物資（左上）。泰國慈濟志工在曼谷市發放生活包（內含白米、油、糖、鹽、蔬果等物資），援助受疫情影響而生活陷入困境的居民（左下）。慈濟馬來西亞雪隆分會採購六百萬只手套，送往時為重災區的中國武漢；在廠方同意下，志工協助包裝，以加速發貨速度（上）。

（攝影／左上：李紅莉；左下：蘇品緹；上：戴輝達）

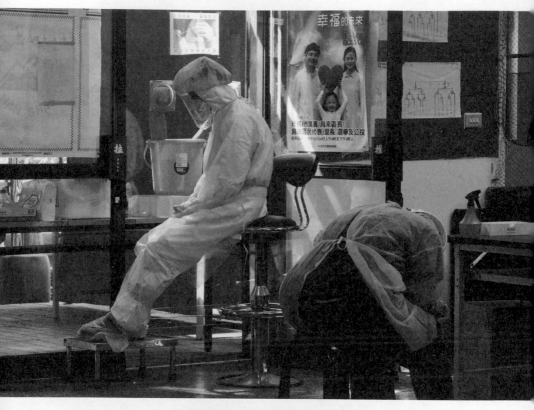

醫護在防疫前線

在疫情熱區，大量醫護人員沒日沒夜地守在防疫最前線。新北市中和的機動快篩站，快篩人員疲憊不堪（上）。臺北市聯合醫院陽明院區急診室外，醫護人員為民眾採檢（右上）。飯店大廳架設臨時醫護站，醫護人員透過視訊和電話固定向住民問診（右下）。（攝影／上：蔣銀珊；右上：蕭耀華；右下／臺北慈院提供）

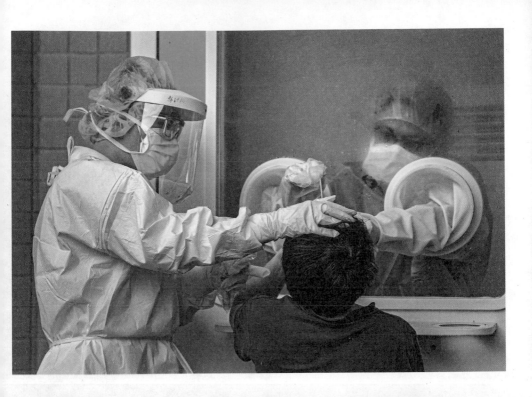

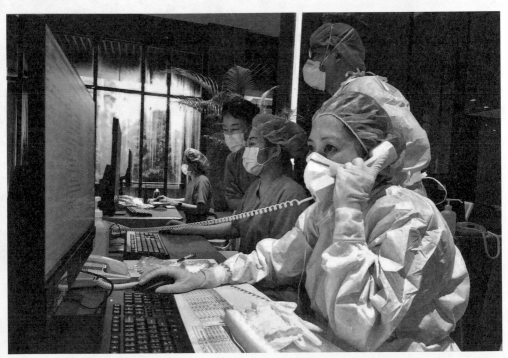

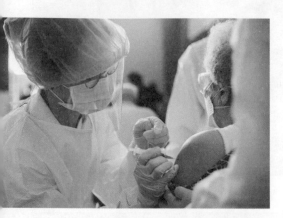

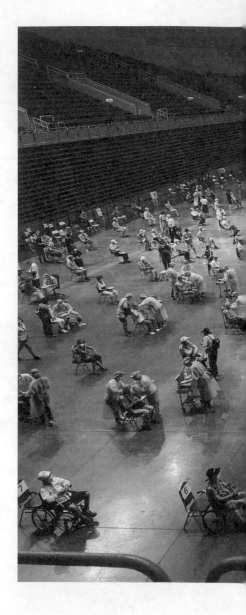

用心施打疫苗

疫情升溫後，國人積極施打疫苗。慈濟醫院醫生貼心地在外衣別上大頭照與名字，讓病患認得重重裝備下的他們（上）。高雄市採民眾不動、醫護動的日本「宇美町」疫苗打法，大幅加速施打時程（右）。（攝影/上：連志強；右/高雄市政府提供）

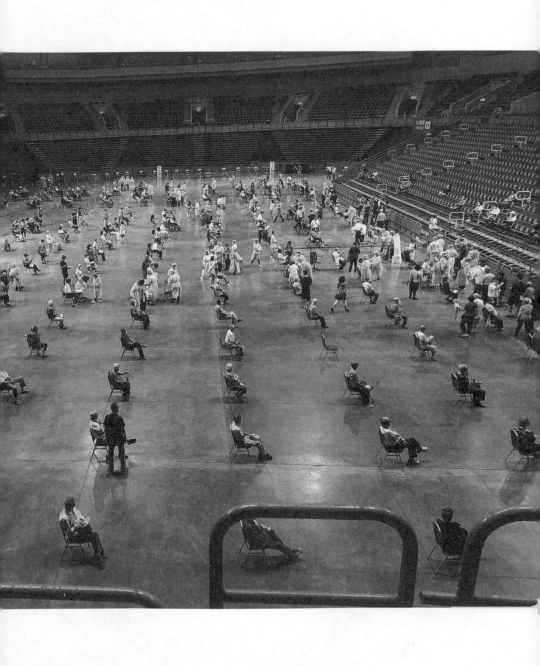

疫起動起來！

【前言】
全球疫情縱覽

2020 年底，多款新冠肺炎疫苗相繼問世，為看不到盡頭的疫情，帶來一絲曙光。只是，因為病毒的多變，疫情至今仍在持續中……

．．．．

　　新冠病毒肆虐，據官方數據顯示，截至 2021 年 7 月 10 日，全球至少 405 萬人死於新冠肺炎，至少 1 億 8828 萬例確診。世界衛生組織（WHO）表示，全球直接或間接因疫情死亡的人數可能遭「嚴重低估」，恐比官方通報的數字高出二到三倍。

　　統計至 7 月 15 日為止，美國仍是疫情最嚴重國家，累計 60 萬 8115 病故、3394 萬 7182 例確診。其他疫情嚴重國家還包括巴西（53 萬 7394 人喪生、1920 萬 9729 例確診）、印度（41 萬 1408 人喪生、3094 萬 6074 例確診）、墨西哥（23 萬 5507 人喪生、261 萬 6827 例確診）及祕魯（19 萬 4752 人喪生、208 萬 5883 例確診）。

一開始被國際社會悲觀以對的臺灣，則憑藉島嶼環境的先天優勢，嚴格的邊境管制，有效阻絕了病毒從境外移入。少數本土感染者的疫情，也在全民落實勤洗手、戴口罩、保持社交距離的正確應對下，直到 2021 年 5 月前，除了零星的群聚感染，疫情獲得有效管控。

慈濟全球伸援

身為民間力量代表的慈濟，自 2020 年元月春節期間，就展開各項應變作為，守護臺灣並支援國際防疫。

早在 2019 年歲末，湖北武漢出現「病毒性肺炎」病例時，慈濟花蓮本會就提高警覺、密切注意了。及至 2020 年 1 月 26 日農曆大年初二，四大志業的執行長、副執行長就集合起來，組成「2019 新型冠狀病毒跨志業應對防疫小組」，也就是慈濟應對疫情的指揮中心。

2020 年 1 月底時，臺灣確診者僅十人，但中國大陸的確診數已達九千多人，死亡人數超過兩百，為全球疫情最嚴重地區。為照顧臺灣本地防疫需求，政府在 1 月 24 日下令禁止醫療口罩輸出；因此，慈濟援助全球疫情重災區的相關醫療物資，都是從臺灣境外取得。

及至 3、4 月，新冠肺炎疫情出現了驚人轉折，原本確診人數不多的歐洲及北美，像馬其諾防線被突破般，感染及死亡人數快速攀升。由於需要檢驗、治療的人數暴增，美國及歐洲頓時陷入了病床、醫護人力、醫療器材多重短缺的困境。

亞洲的印度、印尼等國，也因為疫情快速升溫，從醫療物資的輸出國，轉為需要外界幫助的地區。相對地，在農曆春節期間陸續封城、禁止人流的中國大陸，於四月疫情趨緩之後逐步解封復工，反過來成為全球防疫物資的生產重鎮。

因此，海外慈濟人救災重點區域，也反轉為以中國大陸、亞洲為貨運出發點，廣泛援助全球有需要的地方。防疫物資援助的九十多個國家地區遍及五大洲，不僅範圍廣、時間長，每個環節的執行更是困難重重。

然而，本著無緣大慈、同體大悲的願力，慈濟人在世界最需要幫助的時候，堅定地做對的事情；直到現在，援助仍持續進行。

2020 年年末，新冠肺炎疫情仍延燒全球，依舊威脅著全人類。幸好，2020 年底，多款新冠肺炎疫苗相繼問世，

為看不到盡頭的疫情，帶來一絲曙光。只是，因為病毒的變化，至 2021 年 7 月，疫情仍在持續中……

臺灣疫情爆發

然而，就在國際疫苗普遍開打、一步步邁向解封之際，臺灣卻於 5 月 11 日起出現多起感染源不明確診者，進入社區感染階段；雙北 15 日起進入第三級警戒，19 日起全臺提升疫情警戒至第三級。據最新統計，至 7 月 20 日，確診 15453 人，死亡 787 人，死亡率高達 5%。

世界其他國家經歷過的狀況，臺灣似乎這才開始……

如《經典》雜誌及許多傳媒所報導的，跟其他國家一樣，為了阻斷疫情傳播，臺灣除了全國停課，更祭出各休閒場所的停業令、全臺餐廳禁止內用、限制室內五人以上群聚等等，大幅影響了原先蓬勃的民生經濟。

有鑑於世界各國這一年多來，也選擇用加強管制控制疫情，儘管傷害經濟，卻提升百姓生命安全，臺灣政府同樣只能斷尾求生。

只是，「會先病死或先餓死？」往往仍是許多基層百姓無法忽視，卻又如此關鍵的難題。紓困補助看似可作為這

波疫情海嘯中的救生索；但是，在臺灣政府種種限制下，其實仍排除許多亟需要補助的人。在經濟長期不景氣下，愈來愈多人差半個月、一個月的收入，就形同「吃土」。

除了生命與生計遭逢威脅，實體日常生活虛擬化是更多人身歷其境的轉變。遠距辦公、上課外，各式食衣住行的線上應用更因應而生。

與病毒共存

新冠疫情近月來雖有再次升高的趨勢；然而，施打疫苗超前部署的歐美各國已在思考如何恢復正常生活。

歐洲議會於 6 月 9 日通過，有如「數位健康護照」的「歐盟數位新冠證明」，允許持有者只要掃碼、即可自由通過成員國海關，無需再經過任何隔離或篩檢處置。為了讓各國充分做好準備，對於新冠證明的承認與適用也設有六週緩衝期，最晚可能要到 8 月中旬才會全面上路。除了迎來後新冠時代的邊境解封，歐洲旅遊業也可望擺脫一年多來的超長淡季。

2020 年 12 月，以色列搶先開打新冠肺炎疫苗，確診數就持續下滑；如今過半人口都打完兩劑，隨疫苗接種率突

破 50%，疫苗效力研究的可信度也大幅提升，群體免疫有望。與此同時，以色列境內也邁向全面解封，回歸正常生活。

至於曾是全球疫情最嚴重的美國，已有超過一半成年人即大約一點四億人至少接種了一劑疫苗，超過三分之一的成年人已完全接種，正一步步達到群體免疫的目標。

《華爾街日報》報導指出，CDC 主任瓦倫斯基（Rochelle Walensky）已宣布，即日起，無論有沒有接種疫苗，美國民眾獨自或與家人外出用餐或在戶外活動時，都不必再戴口罩；已接種兩劑疫苗的人，在戶外小型聚會時也可不戴口罩，除非和大量陌生人群聚，如觀看球賽，參加演唱會等場合，才需要戴口罩。

雖然目前有更難防的 Delta（印度變種）病毒作祟，但注射疫苗至少能讓國民有一定的、避免重症的防禦力。

至於臺灣，在保命疫苗還未充足前，離「清零」的日子亦是未知數。幸好，來到谷底之際，曙光開始出現。6 月初，日本贈送臺灣一百二十四萬劑疫苗，美國也在 6 月下旬送來兩百五十萬劑，就像今年遭逢百年大旱的臺灣終於普降甘霖。同時，進口疫苗採購、本土疫苗之開發也馬不

停蹄地進展中。

　　臺灣相對幸運的是，到了疫苗已問世的下半場，社會大眾才真正經歷新冠病毒帶來的恐懼與威脅。在新冠肺炎或許會「流感化」的未來，只要疫苗到位、達至群體免疫的目標，全球人類將能重新迎回不用戴口罩、不用害怕靠近彼此的時光。

美洲

美國曾是全世界疫情最嚴重的國家；
南美的巴西與智利目前也不容樂觀……

防疫物資馳援美國
慈濟人醫與志工迅速動員

────── 資料提供：美國慈濟志工

疫情當頭，全球人醫與慈濟人的愛與力量，雪中送炭的誠與情，令人感動與感恩。

••••

遭遇新冠病毒詭譎，歐美先進國也措手不及。2020 年，美國新冠疫情延燒，確診人數飆高，死亡人數為世界第一。美國慈濟志工與人醫會緊急動員，規畫各項援助。

疫情告急　全球人醫援送醫療物資

新冠肺炎重災區紐約州防疫物資短缺。紐約分會慈濟志工，為守護醫院抗疫人員，3 月 30 日午後仔細整理一週來各界捐贈的口罩，快速清點裝箱包含二百個 KN95 口罩，以及二千個三層防護的醫療口罩，驅車前往法拉盛醫院（Flushing Hospital Medical Center）及位於布朗士區

（Bronx）的布朗克斯醫療系統醫院（Bronx Care Health System），為求盡速將這批口罩送到醫護人員手中。

紐約皇后區的法拉盛醫院，是當地最早成立的地區醫院。自疫情爆發以來，湧入許多民眾前來檢疫，口罩與防護用品使用量相當大，面臨防疫資源短缺的困境。慈濟捐贈了一千個三層防護醫療口罩，以及一百個 KN95 防護口罩，由該院急診醫師劉箐與同事代表接受。

而後，志工前往布朗克斯醫療系統醫院。抵達時，已見醫院急診室外搭著棚子，為民眾進行篩檢。醫療部主任醫師斯里達・崔里莫里（Dr. Sridhar Chilimuri）前來接收一千個三層防護的醫療口罩，以及一百個 KN95 防護口罩的捐贈。對於慈濟在醫院面臨困難時伸出援手，斯里達感恩地說：「每一樣醫療物資，不管大小，對我們都有很大的幫助，非常感謝你們為我們所做的一切努力。」

人醫援人醫　愛的接力不停歇

2020 年新冠疫情擴及全球，臺灣在全民努力防疫下生活如常。

臺灣北區慈濟人醫會謝金龍醫師，與美國人醫會廖敬興

牙醫師熟稔，常一起在海外賑災，培養了革命情感。4月初，謝金龍得知紐約與洛杉磯疫情嚴峻，資金與醫療物資充分不足，隨即在通訊群組上呼籲馳援，全球人醫見訊立刻展開防護面罩的募集與捐輸，短短時間愛心滿注。

4月11日，臺灣先行寄出防護面罩四百個；4月17日下午，臺灣慈濟人醫會的資深志工吳啟明、郭致呈、黃梨味與林逸明，火速趕往位於桃園機場的華航倉庫，整理與清點送往紐約的醫療物資，包括九千六百個防護面罩、兩千五百個護目鏡和一千六百件防護衣。

這是聚集全球慈濟人醫會的愛心，四位志工絲毫不敢鬆懈，終於在晚間八點清點好所有數量。然而，原訂的班機艙位卻被國家徵召；物資拖延了三天，終於在臺灣時間4月21日凌晨，乘載著全球人醫會的愛，順利飛往紐約。

謝金龍哽咽地表示感謝：疫情當頭，全球人醫的愛與力量，雪中送炭的誠與情，令人感動與感恩。

救命物資送紐約　快遞特攻隊使命必達

美東時間4月21日早晨，廖敬興醫師正上線開疫情會議，突然接到經營報關行的慈濟志工王煌銓的電話，等待

已久的一百一十五箱醫療物資，已經抵達機場。王煌銓激動地表示：「那位報關師放下手邊工作，冒著感染的危險，親自到倉庫內清關，預計四個小時內，就可以提貨了。」

四個小時內能清關完成，創下了王煌銓經營報關行以來最高效率的紀錄。然而，清關完成時，已接近傍晚，照理說第二天才能交派卡車領貨，但王煌銓思忖著：「如果要延遲至隔天，前面眾人的努力，豈不是可惜了？」

他立即聯繫紐約分會執行長蘇煜升，號召慈濟男性志工，試圖當晚把所有的物資領出、載回。他們迅速行動，一小時內組成「快遞特攻隊」人員包括軟體工程師陳柏年、會計師湯廷華、物理復健師張家炘，以及最年輕的高哲凱。

他們從各地出發，蘇煜升則開著貨車，從紐約分會出發，與大夥兒在機場會合。

一到機場華航領貨區，已有七張等待領取的單子排在前面，眼看已經六點，恐怕要入夜才能領到貨。這時，華航的高層主管，過去曾和慈濟結下好緣，一眼認出蘇煜升，得知這是批援助的醫療物資後，通融安排到另一個領貨區，順利讓志工領出。

志工們共兩部大車、兩部小車，來回往返五個車次，把這批物資載回紐約分會；而在會所加班的志工，早已將空間騰出，車子一到立即卸貨，完成任務時已近晚間八點。

廖敬興隔天一早飛奔前往紐約分會，與志工高哲凱與李文華整理這一百多箱物資。廖敬興說，「當需要的人多、供應的量少，就是考驗我們智慧與判斷的時候，物資協調者的工作，真的不容易。」而這個不容易，在全球慈濟人醫動員互助下，串連起每個人的愛心馳援，寫下了這一刻的真實歷史。

慈濟紐約分會，除獲臺灣捐贈物資外，亦積極募款從海外購買醫療物資，捐贈給紐約市警消人員、療養中心及大小醫療機構，期望全球愛心接力，援助不停歇。

加州管制　維持弱勢家庭避疫期間飲食

除了醫療，慈濟人不忘弱勢族群的生活。2020 年 3 月，美國新冠肺炎疫情擴大，許多行業暫停營業，原本已在貧窮線下的移民家庭失去經濟來源，連購買食物都困難。全美各地慈濟志工趕在「居家避疫（shelter in place）」行動管制前，盡可能提前發放食物，幫助弱勢族群度過艱困的

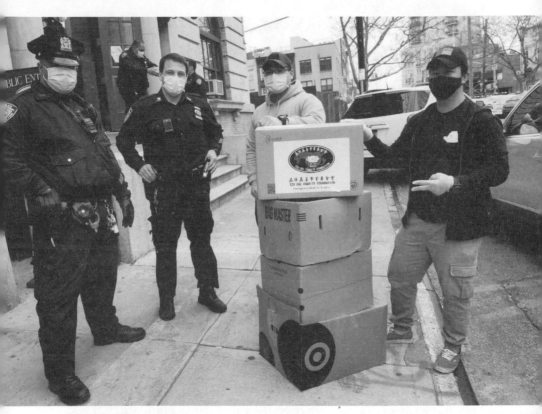

新冠疫情蔓延美國五十州，重災區紐約執行居家避疫數週，許多團體面臨物資短缺；慈濟志工前往警察局發放物資，感恩第一線警察的付出。（圖片／紐約分會提供）

戰疫時期。

舉加州一地為例。洛杉磯志工於 2018 年加州山火後，與長期專注服務無法律保障低收家庭的非營利性組織——「南加州大眾教育學院（Instituto De Educacion Popular Del Sur De California, IDEPSCA）」合作，展開中長期重建項目，幫助許多原本擔任園丁、幫傭、清潔工等移民家庭維持生活。

這波疫情嚴峻，慈濟志工了解，即使政府發放急難救助款或設立補助款幫助需要的美國家庭，這些臨時工家庭往往因為種種原因，無法獲得任何政府補助。而根據洛杉磯聯合學區資料顯示，這個全美第二大的學區有百分之七十一點四的學生來自低收戶，每天有約二十九萬名兒童和青少年依靠學區發放早餐和午餐獲得營養，疫情嚴重時期，儘管政府仍想辦法供餐，仍遠遠不及實際需求。

為此，洛杉磯志工趕在加州宣布「居家避疫」規定前，為這些移民家庭送來大愛食物包，每包還搭配大愛蔬果車供給的新鮮蔬果，份量十分充足，可供四口之家維持至少一週食物所需。

南加州大眾教育學院執行長梅根・奧爾蒂斯（Maegan

Ortiz）表示，許多長期收入在貧困線以下的家庭，平日根本沒有存款和存糧，一旦收入減少，馬上會面臨無法開飯的窘境。當她看到慈濟送來的大批新鮮蔬果和食物包，口中不斷地說：「謝謝！太感謝了！」她由衷表示，「慈濟一直是我們最棒的合作夥伴，從合作第一天到現在，從未令我失望，是值得尊敬的組織，也值得弱勢族群人們信賴和倚靠。」

來慈濟有歸屬感　打疫苗好安心！

為幫助社區做好防疫工作，美國慈濟醫療基金會於2021年1月底，先開放疫苗注射預約熱線，供病患和慈濟人登記，一旦取得疫苗，志工便按照登記順序，依序通知符合資格的民眾至診所接種疫苗。

美國慈濟醫療基金會執行長鄧博仁醫師表示，慈濟醫療基金會是通過聯邦認證的「聯邦標準的醫療中心」（Federally Qualified Health Centers Look-Alike，簡稱 FQHC Look-Alike），因此得以申請疫苗進行注射。

2月，基金會接獲政府配發的新冠疫苗，便通知轄屬醫療中心已登記且符合疫苗注射的病患，排定在2月9日至

11 日連續三天，於阿罕布拉市（Alhambra）的慈濟醫療中心施打疫苗。

　　儘管政府開放了許多大型疫苗施打站，許多華人民眾仍倚賴慈濟醫療的服務。美國慈濟醫療基金會首席醫療長（CMO）林佳佳表示，慈濟裡有說中文且能幫忙填寫表格的志工，是許多華人唯一方便獲得醫療服務的地方。

　　馬慧君與丈夫曹傳周是美國慈濟第一批醫療志工，特地從聖塔摩尼卡，開了一個多小時的車來接種疫苗。回想過去，兩人每個週末都隨慈濟義診隊深入偏鄉，甚至遠赴北加州服務。現在較少出門的他們，看到慈濟醫療志業步步成長，語氣裡充滿了情感與歸屬感。

感謝慈濟　美國聯邦贈防疫物資運回臺灣

　　當疫情剛在美國擴散蔓延時，慈濟志工把市面緊缺的個人防疫用品，持續送到醫療前線人員的手中；政府開放疫苗施打時，慈濟醫療團隊馬上提出申請，只為了幫助社區居民能降低感染的風險。

　　疫情期間，慈濟美國醫療與志工團隊始終默默地守護社區，以醫療專業與愛的關懷陪伴著惶恐不安的居民，期望

相伴度過這場世紀災疫。

2021 年 5 月，臺灣爆發新冠疫情，美國慈濟人關心臺灣，透過各種管道匯整防疫物資；當時美國聯邦緊急事務管理署剛好有一批防疫物資可釋出給有需要的團體，經美國慈濟達拉斯分會爭取下，自 6 月 3 日到 9 日陸續取得五萬三千二百件防護衣與隔離衣。

慈濟達拉斯分會執行長凌濟成動員，偕同志工整理打包，陸續將總數五萬三千二百件防護衣與隔離衣交由陽明海運免費運回台灣。

臺灣駐休士頓臺北經文辦事處（TECO）處長羅復文，特別在志工將防疫物資打包送上貨櫃前，專程到存放物資的倉儲區表達對慈濟的感恩。

陽明海運資深副總經理羅振雄則表示：「很感恩公司當局，注重社會公益的責任，同意從達拉斯送回臺灣的基隆港，全程海運免費。」

這批由美國運往臺灣的三大貨櫃，五萬多件防護衣，在 7 月初運達臺灣，為臺灣的防疫工作，添增一股力量。

伸援加拿大　防疫物資助援最前線

—————資料提供：加拿大慈濟志工

感謝慈濟基金會，在這疫情緊張時刻，帶來這些可以救人的禮物，它代表一群有大愛的人一分無私奉獻精神。

• • • •

新冠肺炎影響全球，加拿大多倫多市所在的安大略省，自 2020 年 3 月 17 日起進入緊急狀態，所有非必需活動及商店全部歇業、學校關閉。

為新冠患者集氣　氧氣機助援多倫多最前線

位於多倫多的北約克全科醫院（North York General Hospital）在兩個院區新增新冠肺炎的專職門診，並罕見地以「戰疫前線」為主旨對外呼籲，請社會大眾支援個人防護裝備及捐款購置醫療器材。

慈濟多倫多支會和北約克全科醫院同在北約克社區，志工從 3 月下旬開始，與北約克全科醫院合作，陸續進行兩

個專案：一、抗疫期向醫護獻愛；二、為病患集氣——募款購買氧氣機」

根據世界衛生組織（WHO）的資料顯示，百分之十四的新冠肺炎病患有呼吸困難症狀，需要進一步住院接受氧氣機的輔助，以維持血液中的氧氣濃度，氧氣機的需求是呼吸器的三到四倍。

北約克醫院只有九部氧氣機，必須增購一百三十部才能負荷。慈濟志工接獲訊息後，透過通訊群組，以一傳十、十傳百的方法，在短短四天內，募得來自加拿大、臺灣、美國、中國大陸、南美洲等地的善念，全數所得交由醫院醫療器材部門，進行氧氣機購置。

北約克全科醫院醫療器材部門經理蓋博說，這批新購的氧氣機，及時讓醫院的醫護人員、感控專員可以支援社區內爆發疫情的二十四家醫院及安養機構，「這些氧氣機真的幫了大忙。」

內科及加護病房主任邢醫師則表示：「這些可以使用十年以上的機器，是慈濟基金會給予醫院及呼吸道患者最好的禮物。」

這次的捐贈，北約克醫院執行長泰伯醫師，專程到分會

道謝：「我們非常感謝慈濟基金會，在這疫情緊張時刻，帶來這些可以救人的禮物，它代表一群有大愛的人一分無私奉獻精神。」

防疫物資親餽贈　卑詩省省府官員親接受

全球新冠病毒疫情持續蔓延，加拿大面臨防疫物資短缺困境。慈濟加拿大分會捐贈十二萬片一次性口罩及四千個防護面罩給卑詩省（British Columbia, B.C.）省政府，由卑詩省省醫療服務管理局（Provincial Health Services Authority, PHSA）中央供應鏈副總裁梅琳達女士（Ms. Melinda Mui）代表，親自到慈濟分會接受捐贈。

6月9日上午，首次來分會的梅琳達女士一抵達，便由全戰雲接待導覽並介紹慈濟。梅琳達聽到慈濟志工遍佈大溫哥華各地區，不禁好奇問道：「所有志工都是來自臺灣嗎？」

全戰雲回答：「大部分來自臺灣，還有來自中國大陸、香港、菲律賓、新加坡、印度及本地人等。」梅琳達聽了後，說：「這是一個了不起的團體，讓人感到溫暖。」

全戰雲又說：「證嚴上人非常關懷加拿大的疫情，截至

6 月 1 日止，慈濟透過海外志工調動各國資源，已在臺灣及六十五個國家地區援助 COVID-19 防疫物資。」

梅琳達提到，政府機構及卑詩省醫療服務管理局已準備應對下一波疫情，慈濟捐贈的口罩對他們來說，是及時的支援。

慈濟基金會臺灣本會運送三十萬片一次性防護口罩給加拿大分會，大部分捐送予東西兩岸的醫療機構，如十二萬片口罩及四千個防護面罩，捐贈給卑詩省醫療服務管理局；東岸疫情嚴重的安大略（Ontario）及魁北克（Quebec），亦依據當地志工的需求，送出五萬二千片口罩給安省醫院及三萬片給魁省醫院。

「同時，我們還捐了一萬片口罩給緬尼托巴省（Manitoba）的省醫療衛生局。希望這些口罩，可以幫助醫護人員得到很好保護，在安全的環境下來面對這次疫情。」仝戰雲說。

巴西疫情嚴峻　本土志工接力送愛

———資料提供：巴西慈濟志工、南非真善美志工

慈濟志工們分享的話語，無關宗教，而是大愛無國界，
不管是在這裡，或在其他任何地方都是一樣。

••••

2020 年 2 月底，在巴西聖保羅發現首例新冠肺炎確診
個案後，疫情如星火燎原般一發不可收拾；同年 5 月，巴
西全國的確診人數飆升，在南美洲排名第一。到了 6 月，
確診人數已超過一百萬人，巴西成為繼美國後全球第二個
確診個案超過一百萬例的國家。

第一波疫情尚未平息，2020 年底第二波疫情又起，於
2021 年 4 月到達高峰，單日有超過三千人染疫，之後雖
然確診人數趨緩，但因冠狀病毒新變種傳播迅速加上疫苗
接種進度緩慢，巴西在 2021 年 6 月面臨第三波疫情威脅。

巴西總人口數約為二億一千五百萬人，截至 2021 年 6
月底確診病例超過一千七百八十八萬人，為全球第三多，

因新冠肺炎去世的人數已超過五十萬，僅次於美國。

疫情嚴峻　慈濟及時贈物資

為協助巴西對抗嚴峻的疫情，慈濟臺灣本會動員全球慈濟人的愛心，捐贈醫療防疫物資給前線的醫護人員。巴西慈濟志工於 2020 年 3 月底，即開始透過慈濟人醫會調查需要醫療防疫物資的醫院，共有八家醫院提出需求。

然而嚴峻的疫情下，物資短缺加上鎖國、封城因素，增加不少進口捐贈醫療物資的困難。2020 年 5 月 7 日，終於接到進口物資到達巴西的消息。疫情緊急，志工決定盡快發放給各家醫院，緩解醫療防疫物資的短缺。

聖家醫院院長安東尼（Antonio Penteado）感謝慈濟捐贈超過巴幣兩百多萬的防疫物資，幫助巴西對抗疫情。他語重心長地表示，巴西疫情目前還不是最高峰，「在這個時間能得到這些物資援助，對院方工作人員更加安全。」

巴西聖卡米洛醫護中心（Instituto brazileira filha de sao Camilo）也是養老院，修女珍妮（Geny Maria Coelho）前來代表接受捐贈，修女珍妮說：「感恩！在這個艱難的時刻，這捐贈代表著無上的價值。」

聖保羅州議員辦公室主任馬可仕（Marcos Henrique Tavaares），也特地來參加捐贈儀式，並且表示：「我謹代表州議員達馬里斯‧莫拉寇（Damaris Moura Kou）對於此次慈濟基金會防疫物資捐贈致謝。同時也代表聖保羅市和塔圖伊市（Tatui）和塔圖伊市衛生所致謝，在這個困難的時間，你們能來幫助，非常謝謝慈濟。」

愛不隔離　本土志工接力送愛

2020 年 4 月起，巴西慈濟志工於哥季亞市（Cotia），弗朗西斯科莫拉圖市（Francisco Morato）、斐哈斯（Ferraz Vasconcelos）等三個城鎮發放之後，持續針對有需要的地區發放口罩和食物籃。

弱勢家庭斷糧在即，但因為慈濟志工大多是年長，被歸類為高危險性感染族群，在隔離措施下無法親自前往關懷。志工緊急應變請本土志工適時補位，讓他們來聯絡處領物資回去社區發放，解燃眉之急。

哥季亞市教育局長祕書馬西亞（Marcia）也在 2020 年 4 月前來聯絡處，請求協助。疫情發生後，她在當地募集了一百三十個食物籃，但仍然不足。因為她曾帶領教育團隊

到臺灣參訪而認識慈濟，所以特地前來，希望慈濟能幫忙補足二十個食物籃，一同幫助現在迫切需要的家庭。

有了慈濟的協助，馬西亞如願回到社區分送食物籃、口罩及給小孩的義大利麵包（panetone）。得知在口罩缺乏的情況下，慈濟人正發起布口罩的製作，她也決定效法，在哥季亞市做布口罩捐贈，還邀了婆婆李賈娜（Regina）一起學習做布口罩；除了幫助社區裡有需要的人，也希望有能力可以回饋給慈濟。

此外，巴西經濟因為新冠肺炎疫情超過一年而重創，許多民眾失業、面臨生活困境，偏遠社區的貧困家庭等待救助。2020 年年底，有一位市議員也透過助理律師，向慈濟尋求協助，並且募集五十份物資，交給慈濟巴西聯絡處一併發放。於是，慈濟巴西聯絡處與教會合作，準備物資包括米、豆子、糖、油、麵粉、咖啡還有球鞋。

牧師安東尼表示：「志工們分享的話語，所講的都是人們的一種感受，無關宗教，而是大愛無國界，不管是在這裡，或在其他任何地方都是一樣的。」

巴西志工的愛與關懷、化為有形，為新冠肺炎疫情下的受苦者、紓解當下的困。

疫情升溫　智利慈濟人紓困又助學

———資料提供：大愛新聞真善美志工

志工的無私付出，也帶動了更多人的共善成就，成為智
利慈濟人在疫情期間，行善的堅強後盾。

••••

　　智利首例新冠肺炎確診案例出現在 2020 年 3 月初，之
後每日確診病例數不斷創新高，到 6 月達到高峰，7 月後
才見趨緩跡象但仍持續延燒；到 2020 年年底，確診病例
數累計超過六十萬例，死亡人數超過一萬六千例。

　　第二波疫情在 2021 年年初來勢洶洶，智利政府在 2021
年 3 月底便採取更嚴格的封城措施，以及推動新冠疫苗大
規模接種；雖然每日確診短暫下降，到了 2021 年 6 月確
診人數又再度攀高。

　　不過，全國有過半的人口已接種新冠疫苗，接種率為拉
丁美洲之首；而南美洲新冠疫情持續延燒，智利聯絡處繃
緊神經，關懷腳步走得更深、更急切。

眾善成就　防疫大暖流

面臨首波新冠病毒襲擊，2020 年 7 月，智利疫情爬升至全球前十大之列。

當時位於南美洲的智利正值冬天，新冠疫情卻依然活躍，許多長者為了健康，幾乎不出門採購；慈濟志工準備了禦寒用品前往拜訪。除了禦寒用品，志工余慧芳種的水果也成了伴手禮。

除了社區的長者之外，慈濟志工也另外準備好防疫用品並親自送到老人院的長輩志工手上。

關於醫療方面，慈濟智利聯絡處爭取到防疫物資，志工陳淑真找到了「塞納巴斯特國家醫療物資分配中心」（Central de Abastecimiento，Cenabast）支持，完成免稅進口，順利將各項防疫物資捐贈給醫院。

聖何塞醫院院長路易斯感動盈心，對志工說出內心話：「我想感謝您們，不是只有您們所說的物資，還有每一個人無私付出的精神。」

而志工的無私付出，也帶動了更多人的共善成就，都是智利慈濟人在疫情期間，行善的堅強後盾。

疫情升溫雪上加霜　智利紓困援熱食站

　　智利在疫情影響下，經濟復甦緩慢。當地慈濟志工人數雖然有限，在能力所及之下，盡本分訪視弱勢家庭，仍堅持持續前往老人院、街友收容中心以及社區發放食物，持續紓困援助；也協助居民煮熱食、推動素食，讓貧困者、街友能有餐溫飽。居民因此感恩、也響應募心募愛。

　　在疫情爆發一年多的期間，進行超過二、三十次的紓困發放，幫助許多家庭度過難關。發放的物資有食物也有日常用品，不少家庭因面臨斷糧危機，有了這些東西至少能捱過一段日子。除了援助社區，也多次前往普恩特阿爾托市（Puente Alto）發放，臺商義務相挺，協助搬運。

　　社區的鍋散布在各社區，讓窮人免於飢餓，湧進來自各方的善心，一年多來，不曾斷炊。因愛而相助，面對病毒，這是最佳的良藥。

停課不停學　智利志工捐電腦

　　受到新冠肺炎疫情影響，許多學校改採線上教學，卻不是每個人都能順利地透過線上方式學習。智利基里庫拉市

（Quilicura）特殊學童團體（modalidad especia）的孩子，因為家境清苦無法購買電腦，在學習上大大落後。

智利基里庫拉市特殊學童團體負責人基尼（Keni）女士表示，團體裡的學童是一群非常努力的孩子，卻因為沒有電腦學習受阻。她四處尋求資源，最後找到了慈濟。

慈濟人一接到請求即進行採購，但疫情期間因為封城，所有的商店都關門，志工馬上連絡電腦達人吳崇銘，希望購得十五臺手提電腦幫助孩子們。吳崇銘不但找到電腦而且發揮愛心捐贈。除了手提電腦外，志工們也包裝了十五包的防疫口罩送給每一戶的學生們。

基尼女士說：「真的很感恩智利慈濟基金會，我曾經向各方求助，但毫無結果。我無法表達我心中的感激之意，但最令我高興的是孩子的功課已經沒有問題了。」特殊班朱迪思（Judith）老師也表示：「很多孩子們無法上課是因為疫情關係，所以十二萬分地感謝您們。」

特殊學童團體的孩子們拿到電腦，迫不及待地開始使用；有了 3C 用品，孩子們終於可以停課不停學。

在智利需要的地方，志工沒有缺席。及時的援助令受助人解開愁眉。疫情沒有退燒，慈濟志工的愛也不間斷。

萬里送愛　援助玻利維亞

────資料提供：南美慈濟志工、慈濟大學祕書室

當人們在受苦、最需要救援的時刻，感恩慈濟伸出援手，受惠戶都感恩慈濟志工無怨無悔的付出。

• • • •

「從來沒有得到這麼多的食物！」不少居民都覺得很驚訝，原先以為這只是一場口頭承諾，沒有辦法領到實際的物資，沒想到每一戶竟然能領到三十七公斤的食物和生活物資，包含麵粉、米、油、酒精等等，不少人還得打電話回家請家人來幫忙拿。

援助不是口頭說說　沉重物資暖心房

新冠肺炎疫情肆虐全球，世界各國都受到了很大的影響；南美洲的玻利維亞，更是同時遭逢政局動盪，林火侵襲等等問題，讓原本生活就不好過的貧民們，生活更加困難。雖然慈濟在玻利維亞志工不到二十人，但也展現豐沛

的救災能量，從 2020 年 9 月開始，已經連續舉辦了七次發放活動，希望讓貧人艱困的生活，能夠得到緩解。

物資井然有序排列在體育館，彷彿超大型畫作。另外一邊志工們也加快腳步，忙著卸貨，因為居民已經坐了一整排，許多人特地起一大早出門，就為了領取物資。居民維森特為了省車錢，走了兩個小時才到現場，志工得知之後，也請市長協助忙送老先生回家。

即便走了兩個小時，也要走到現場，可以想見這些物資對他們來說有多重要。

「非常感謝證嚴上人，您是我們的榜樣，這些援助對我們非常有用，有很多人需要這些物資，多謝您的慷慨解囊。」Lomas del Urubo 社區負責人印卡非常感恩慈濟，Lomas del Urubo 的市長也送上手工雕刻的鐘樓及居民種的番薯，代表友誼。

同樣受到援助行動感動的，還有蒙特夥市長：「在此代表感謝證嚴法師和慈濟基金會，為有需要的人提供援助，這真是一種高貴的人道情懷，為受苦的民眾提供必要幫助。」

南美洲在 8 月開始也受到林火的侵襲，到 10 月初，玻

利維亞已經有七千七百平方公里（約臺灣面積 21%）土地受災。因林火導致山路不通，聖塔克魯茲市也有兩百戶居民面臨斷糧危機。玻利維亞國防部部長費南多（Fernando López）及聖塔克魯茲市長安琪莉卡（Angélica Sosa）也向慈濟請求支援。

10 月 2 日，在慈濟的捐助之下，市府立即將物資緊急送往災區，支援因林火而受困的居民。當地媒體也大篇幅報導慈濟偕同聖塔克魯茲市府援助火災居民之善舉。

「火災地區剛好發生在本市的貧困地區，當人們在受苦、最需要救援的時刻，感恩慈濟伸出援手，受惠戶都感恩慈濟志工對他們無怨無悔的付出。」安琪莉卡市長也代替災民表達感謝。

一個月內連續多次的物資發放，也相當考驗志工的動員能力。玻利維亞唯一受證慈誠謝楨祥擔起協調及主持工作，他邀請當地居民擔任志工，齊心合力完成任務，讓許多需要的災民拿到珍貴的物資。

玻利維亞的青年志工得到了消息，也前來發放現場幫忙。「非常感謝慈濟基金會，給我這個機會可以擔任志工，為他人服務。由衷感謝，讓我學到服務他人的快樂。」年

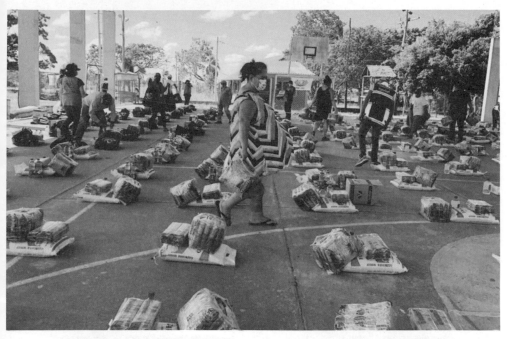

新冠疫情肆虐玻利維亞經年，2021 年 6 月 2 日，謝楨祥師兄一家來到波隆哥 Tarumatu 社區進行紓困發放；讓弱勢民眾帶著滿滿歡喜返家。（圖片 / 玻利維亞慈濟志工提供）

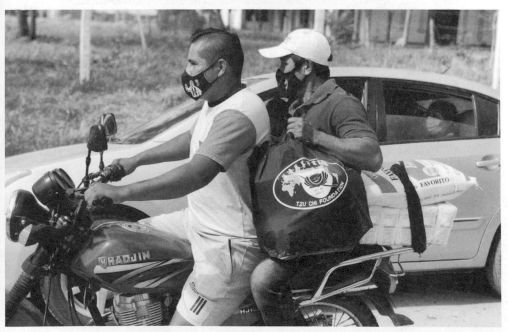

輕的志工安娜特拉加入協助發放的團隊，也能體會到助人的快樂。

萬里送愛　慈大新冠病毒檢測試劑助玻國

2020 年即將結束之際，新冠肺炎疫情仍未停歇。慈濟大學、臺北慈院、中研院共同研發的「新型冠狀病毒抗體檢測試劑」除輸出至印尼外，在慈濟基金會支持下，成功輸出至宏都拉斯及玻利維亞。

距離長達一萬九千公里，四萬份由臺灣中研院、慈濟大學和臺北慈濟醫院共同開發的「新型冠狀病毒抗體檢測試劑」，在聖誕夜前夕，順利運抵玻利維亞。玻利維亞當時累計確診人數超過十五萬例，累計感染新冠肺炎死亡人數超過九千例，疫情相對嚴重。四萬份新冠肺炎抗體檢測試劑從臺灣萬里送達，期待這份來自臺灣跨國的愛與關懷、平安夜之禮，能對玻國抗疫有重要助益。

聖克魯斯市（Santa Cruz）市長主動邀請多家主流媒體前來採訪。在市政府的記者會上，聖克魯斯市長表示，感恩臺灣慈濟基金會的幫助，將在人口眾多的地方進行篩檢，希望能夠有效地控制冠狀病毒在玻利維亞的傳播。

慈濟大學、臺北慈濟醫院、中研院合作開發的新冠肺炎 IgM/IgG 雙抗體檢測試劑委託鼎群科技公司製造，取得國外輸入許可後，2020 年 9 月底已輸出三萬劑至印尼，11 月順利輸出至宏都拉斯，12 月再輸出至玻利維亞，預計還將送往多明尼加。

　　慈濟大學劉怡均校長表示，此抗體試劑在獲專案核准製造後，秉持慈大創校理念及慈悲利他的研發初心，希望能將此試劑送往醫療資源及檢驗量能較缺乏的國家，感恩慈濟基金會的全力支持，捐贈試劑幫助國際社會共度新冠肺炎疫情考驗。

　　該項檢測試劑慈濟大學大學部學生也參與研發，劉怡均校長感恩有此機會讓師生們能將所學成功轉化為有利社會的事情。

及時輸糧　賑濟中南美諸國

————資料提供：中、南美多國志工

居家禁足令期間，慈濟志工及時送上食物及防疫物資。
因為悲憫，志工的愛總能瞄準無助最核心，讓愛直達。

••••

2021 年，在中南美洲，阿根廷曾日增兩萬七千例，病
例數已突破三百萬。巴西疫情持續惡化，傳染力更強的亞
馬遜變種病毒株「P1」如今已擴散至南美洲各地，成為各
國政府最大的憂慮和威脅。

許多國家的弱勢群眾，更因疫情影響而難謀生計。從
2020 年起，慈濟就開始賑援各國救命食糧。

白開水怎充飢　巴拉圭志工急送糧

2020 年 4 月，巴拉圭正值防疫居家禁足令，東方市慈
濟志工接獲求援，得知東方市多個熱食供應站斷炊多時，
與東方市僅僅一橋之隔的巴西邊境貧民區，好多家庭只能

喝白開水充飢。志工立即展開食物發放，用行動，編出愛的防護網。

東方市慈濟志工送來的物資有如及時雨，不但紓解貧苦家庭的苦，也讓熱食供應點有了依靠。第二次志工再送四千五百公斤的食物，給教會的九個熱食供應站。供食站負責人安東妮亞激動地表示：「謝謝慈濟捐贈食材給我們，我們會堅持做下去，也會繼續敲每個貧戶家的門。再次感謝你們的捐贈。」

等待食物的還有與東方市一橋之隔、坐落於巴西邊境的福斯市大型貧民區。本身是導遊的志工謝家弘，邀約旅行社同事，出動了三部車，將五百份食物籃，交由聯合博愛會統籌分送。

聯合博愛會主任克莉絲汀娜表示：「這裡很多居民都在跑單幫，幫客人帶貨過橋維生，或是靠拾荒過生活，防疫期無法工作，食物都沒得吃。今天慈濟帶來的物資，幫助真的很大。」

喝白開水充飢的困境，也要避免發生在照顧戶身上。居家禁足令期間，慈濟志工也逐戶送上食物籃、提供房租補助、還有專案提供的奶粉和癌症治療藥物。

因為悲憫，以及助人的智慧志工的愛總能瞄準無助最核心，讓愛直達。

素食啟動健康　多明尼加衛生部支持

多明尼加於 2020 年 3 月初出現首例新冠病毒肺炎個案。但一開始，民眾對於戴口罩等防疫措施不以為意，使得疫情蔓延迅速；3 月中旬，政府公布宵禁規定，持續到 5 月 17 日。

多明尼加慈濟聯絡處志工，嚴陣以待；除了法親間彼此關懷，也關心會員近況，啟動防疫物資捐贈。4 月 2 日贈送長期關懷的首都老人院手套及口罩各二百個；另一方面，積極宣導齋戒茹素弭災疫，志工包素粽勸募愛心。

至於偏遠的拉羅馬那，慈濟在 2000 年當地興建慈濟小學以來，志工對當地關心即未中斷。有感於當地防疫物資更是缺乏，為了讓本土志工有足夠的防疫物資，志工賈西亞與威爾佛多，於 5 月 1 日前來首都領取口罩、手套等物資，為後續發放活動做準備。

除了防疫物資，志工也順道載回準備贈送給拉羅馬那老人院中心的成人尿布、相關清潔用品及生活物資。因為實

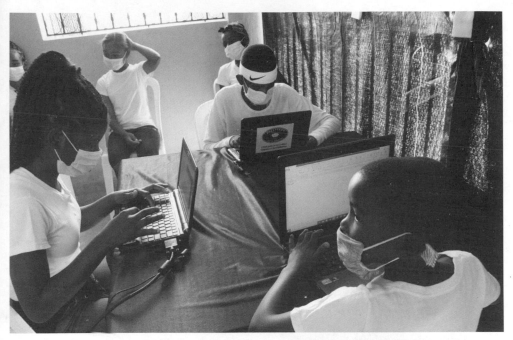

多明尼加拉羅馬那本土志工捐贈二手電腦，讓孩子學習不中斷。（上）於聖多明哥進行發放時，本土志工馬丁尼斯向社區居民解說心蓮萬蕊活動。（圖片／多明尼加慈濟志工提供）

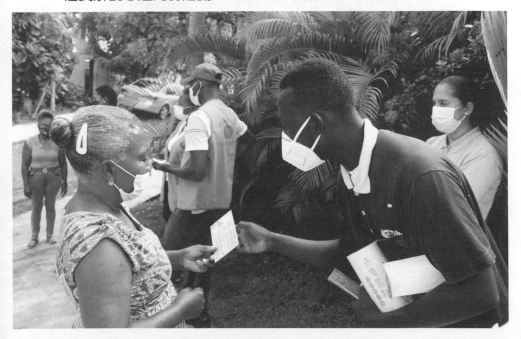

施宵禁，本土志工來回四個小時往返首都及拉羅馬那之間，不得片刻休息，立即將物資直接送到老人院；又因防疫規定，只能在保持社交距離下，交給修女隨即離開。

謹守規範，馬不停蹄，只希望讓疫情早日露出曙光。

瓜地馬拉貧戶白旗求救　教會代送慈濟糧

瓜地馬拉新莊市原本就貧困，又因為當地有病例傳出，慈善組織無法進入，居民也無法出去工作而陷入困境。

在疫情發生之前，新莊教區路易斯費利佩神父（Parroquia Inmaculada Concepción de Villa Nueva, Quatemala）分十區派志工挨家挨戶調查，發現新莊市貧戶將近一成，他表示：「瓜地馬拉新莊市居民一百零五萬人中，有十萬人需要救濟。」

2020 年 5 月，疫情發生後，教會志工更經常巡視了解有無狀況發生，果真有一家掛白旗求援；她是幼兒園小巴士助理，因防疫期間學校不開課也沒有薪資，和三個孩子正面臨斷糧危機。

這也突顯出疫情使得無法謀生的貧戶生活苦上加苦。教會透過慈善組織「#Juntos502」負責人歐斯卡先生，向慈

濟請求協助。

慈濟獲報後，迅速採購物資，慈濟志工和教會志工共十四人一起打包。為落實防疫，物資打包地點在慈濟志工張慈燃家的活動中心進行。歐斯卡先生細心周到，還提供每位志工防護面罩，增強防疫功能。

由於此次發放地點是瓜地馬拉感染最嚴重的地方，慈濟志工遵守防疫法令，不得前往。張慈燃代表慈濟將物資捐贈予教會路易斯費利佩神父，請他發放給新莊市災民。

此次發放任務，共發放五百零二戶，由慈濟與教會和個人慈善機構攜手成就，每戶發放物資項目有米麩、米、麥片、玉米粉、奶粉、黑豆泥、糖。當地社區志工在慈濟志工的叮嚀下，做好防疫措及各項紀錄。

許多家庭收到物資時都感動歡喜。袋中糧食雖然不多，但一袋袋都擁有全球慈濟人的愛與祝福。

救命及時雨　臺灣愛心米援海地

如濟神父在海地長期照顧兩萬多個窮孩子，本來就不容易的困境，因為新冠疫情更是雪上加霜。

海地許多山區農民，近年來因氣候變遷使乾旱日趨嚴

重、農作物歉收，導致嚴重缺糧。都會區則因疫情及政、經狀況影響，2020 年，首都太子港的示威遊行、暴動幾乎天天上演，全國各地嚴重缺糧，面臨極為艱難的困境。

自 2011 年起，九年多來美洲志工頻繁前往太子港，推動學校援建、水患賑災、發放白米。每天學校供應的免費營養午餐，是孩子們每天唯一能夠吃到的食物。志工不捨如濟神父為了讓孩子能夠持續接受教育，而長年辛苦奔波、煩惱。志工告訴他：「為了讓孩子專心讀書，學校免費午餐所需要的大米，由慈濟來幫忙。孩子接受教育，未來才有希望。」這些大米保障了孩子們的免費午餐，對他們的健康狀況有很大的幫助，孩子們也能安心學習。

臺灣來的第二批愛心大米，除了發放給山區農民之外，也供學生免費午餐及慈濟照顧的獨居長輩，並發放給學校學生的家長、以及太陽城與拉薩琳周邊社區最貧困、最弱勢的家庭。如濟神父表示，愛心大米猶如「救命的及時雨」，安住家長們的身體及心理。

海地東北省山區村落，農民處於嚴重飢餓狀態；慈濟志工送上臺灣愛心大米，讓鄉親露出笑顏。（圖片 / 美國總會提供）

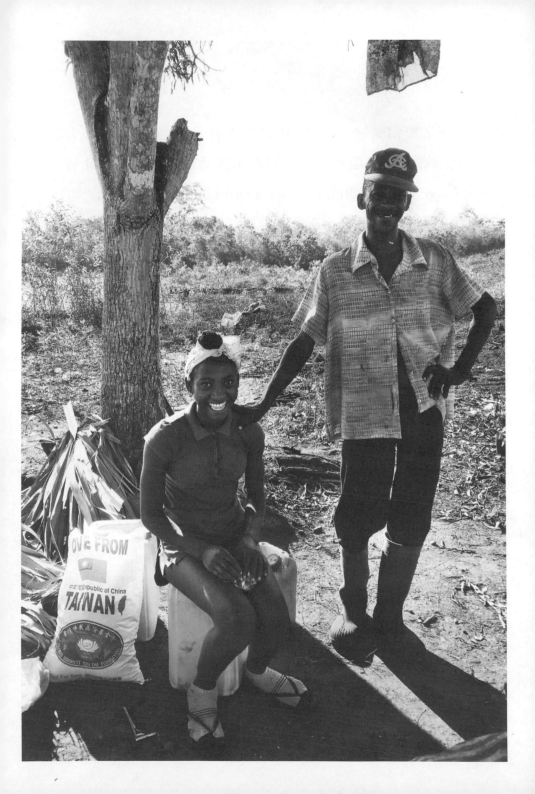

新冠疫情衝擊下，貧窮的海地更窮了。社福部、西部省及偏鄉等地社區領袖向慈濟請求援助後，志工對東北省（Noed-Est）、西北省（Nord-Ouest）、北部省（Nord）等山區農民，擬定發放計畫，並跋涉深入窮鄉僻壤，提供特困農戶大米。

　　從太子港向外地的運輸途中，經常遇到搶劫，尤其是較偏僻的地方時有搶劫的事情發生，甚至不是運輸食物的OECC 大卡車都會遇到劫匪，所以必須加強安全措施。幸好，如濟神父的 Don Bosco（鮑思高慈幼會）在海地已經超過二百年，他們運送大米的卡車還算安全。

　　東北省、西北省等山區村落都是無電、缺水。近年來因為乾旱而年年歉收，目前面臨非常艱難的困境。加上海地農田，大多為丘陵山區，土地脊薄，糧產稀少。山區農民艱難窘迫，長年處於嚴重飢餓狀態。

　　他們已經記不得有多久沒有吃到大米了。有了如濟神父的協助，慈濟的大愛與溫暖，如願地送到海地更多的地方，幫助更多貧苦人民。

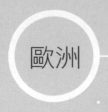

歐洲

歐洲先進國家雖相對較不嚴重，
但疫情初始也陷入缺乏抗疫物資的境況⋯⋯

德國家庭口罩隊成軍

——撰文：簡玉芳（德國漢堡慈濟志工）

只會縫鈕扣的我，誇口要製作布口罩送人，先是弄壞了
裁縫機，在摸索兩天後，手工縫出人生第一個口罩。接
著，連女兒、先生、兒子都來幫忙……

....

　　歐洲慈濟志工於 2020 年 3 月起透過社群媒體連線，每
天晚上八點十五分共同祈禱與分享。3 月中旬，我首次參
加跨國祈禱，當晚大家討論目前歐洲口罩相當貴而且不易
買到，臺灣也無法出口，遠水救不了近火。新聞報導，許
多人花費時間去排隊購買得來不易的口罩，使用後卻隨地
丟棄，汙染環境也容易傳遞病毒，感覺心裡很痛。

　　我聽人說過可以自製布口罩，雖然無法達到阻擋病毒的
效果，但能隔絕飛沫，保護自己，而且清洗後重複使用又
環保。我上網找了布口罩教學影片，看起來並不會很難；

所以我在跨國祈禱那天誇口說，我要來學做布口罩。

我二十三歲的女兒以前喜歡縫紉，所以家裡有裁縫機，也有她之前買的各式布料。隔天，花蓮本會潘翠微師姊上傳了靜思精舍版口罩教學影片，我花了一天時間用心觀看研究；並備妥機器、紙板、裁好布片大小，結果機器一打開，我才發現連裁縫機怎麼用都不知道，只好又上網去找教學影片；邊看邊學邊操作，已經夠眼花撩亂了。

以往我頂多能拿針線縫鈕扣，靜思精舍師父的布口罩版本很專業，工也很細；我鑽研了整晚，連晚上睡覺都夢見裁縫。第二天我想就算了，放棄吧！但又考量到，小小的一個布口罩或許可以幫助許多人，再接再厲吧！

只是，機器被我給玩壞了，我又上網找到一個非常簡單的手縫版本影片，結果以六個小時完成了我人生中第一個手縫口罩！

家庭即工廠

之前我在家實驗，我家師兄和二十七歲的兒子都笑我；因為我是不動針線的人，縫的直線都不是直的。不過，女兒聽到我想做口罩送人，不但認同，也很樂意幫忙。

就在德國政府宣布軟性禁足的命令之後，我和女兒天天有時間就在家做布口罩。有一天，我將送口罩的訊息上傳社區網站，當天晚上有一位德國先生 Thomas 寫訊息給我，想問我是否可以購買布口罩。

和他電話聯繫得知，他是一所精神病患照護機構的看護，機構無法為員工準備口罩防護，他正在思考如何做好防備，就看到我的訊息。我很心疼，沒想到在這個已開發的國度，竟連最基本的口罩都已到了一罩難求的地步。

機構內大概有六、七十位看護，如果每人有兩個布口罩替換清洗，至少要有一百二十到四十個數量。我想，該是讓更多人有種福田的機會，所以立刻上網到漢堡婦女會社群媒體發文求助，真的是菩薩大招生似的，短短時間就有幾位回應願意一起幫忙。

有兩位回訊說，她們可以認養二十個；一位因為家中沒有布料，特地上網訂購布料，可做十個；還有一位是鋼琴家，這個時候也願意拿起針線，縫出十個口罩。更有一位久未見面的媽媽，她拿了女兒的被單縫製了五個。

她們每一個回答，都讓另一邊的我感動到淚流不止。真的是處處是菩薩，處處有溫情。

隔了兩天，Thomas 先生又和我聯絡，說有人優先提供他布口罩，讓我們不用急著交件；我也快快轉告那幾位漢堡姊妹們，讓她們可以輕鬆和家人度週末，不需趕工。

至於被我冷落了幾日的老公，聽到我想幫 Thomas 先生的忙，看我很心急的模樣，他只幽幽說了句：「我知道我明天的工作是幫你裁剪布料樣本，對吧！」

白天，我們家宛如成了布口罩的家庭工廠，連兒子也自動自發坐下來幫忙剪耳掛上的鬆緊帶。一家四口一起坐在客廳裡加工，閒話家常，有說有笑。

只是，他們都問我，「我們口罩還要做幾個才可以休息啊？」我說：「我也不知道啊，因為我們送人家口罩，然後人家送我們布料，就是要我們再繼續做，才可以送給更多人啊！」其實，這兩週來，我已經做得腰痠背痛了……

補述：

2020 年 4 月，八萬個口罩歷經各種關卡後送抵德國法蘭克福國際機場，志工取件後立即趕往海因斯貝格縣（Kreis Heinsberg），它位於德國境內新冠肺炎疫情最嚴重的北萊茵 - 威斯特法倫州，也是該區疫情蔓延的開端。志工捐贈出兩萬個口罩，將分送給縣內三所醫院。

伸援法國、義大利
以愛助人不孤單

————資料提供：法國慈濟志工、義大利慈濟志工

不同的國家或團體，卻有著同一個目標：以人道的精神和大愛去幫助需要被幫助的人；即使在新冠疫情肆虐期間，以愛助人的路上並不孤單。

．．．．

依 2020 年 3 月中旬頒布的禁令，在法國，非必要的商店如餐館、咖啡館必須配合防疫關閉外，宗教聚會、群聚運動以及小型聚會也都禁止。

援助法國防疫　媒體讚臺灣大愛

法國慈濟會所為遵守政府規定，自 3 月 16 日即暫時關閉。但為協助沒有口罩的留學生順利返國，以及關懷會眾健康，關懷小組的志工在政府隔離政策規定下，仍然藉由短暫被允許時間外出郵寄口罩給需要的人。

另外，因會所關閉，大批的援助物資直到 5 月 11 日，都借用志工的貨倉來做中轉處理。尚泰盧布里市的市長葛雷索先生，在物資抵達後即親自到貨倉接受防疫物資捐贈時，法國地方媒體「77 省」（Magjournal77）特地採訪報導，讓大家有更多的機會認識慈濟。

在 2016 年因為水災與慈濟結緣的羅莫朗坦市，也向慈濟請求物資協助，由市長率國會議員代表接受捐贈。另外送往中部索羅尼地區的四萬個口罩，則由康尼爾師兄負責協助，轉贈給多個城市的療養院及他們的員工。

在西南部巴斯克地區，政府無法提供防疫物資給前線醫護人員；因志工張妙如的先生在巴克斯醫院工作，醫院發出信函向慈濟尋求協助；收到慈濟捐贈防疫物資後，也由公關部門發布相片及新聞稿，報導慈濟的大愛。

挺您助人　慈濟奧援義大利紅十字會

新冠肺炎的疫情還沒趨緩，人們為了防疫改變生活習慣的同時，也讓原本生活就不容易的地區變得更加刻苦。義大利的阿瑪特里切在 2016 年的大地震中成為重災區，因為人口嚴重外移，復原工作非常緩慢；現在再加上新冠肺

炎疫情的摧殘，當地更是一片蕭條，就連當地的紅十字會
也沒有得到任何援助，防疫物資缺乏的狀況下，更難以伸
援需要幫助的人。

2021 年 4 月，內皮紅十字會長卡洛（Carlo Marchionni）
知道他們的困境後，向慈濟志工求援；在慈濟志工很快募
集到各項物資之後，卡洛也協助向內皮鄉鎮公所商借會議
廳舉辦捐贈儀式，讓慈濟志工有機會舉辦愛灑，也讓紅十
字會會員更認識慈濟。

受到疫情影響關係，義大利志工們沒有辦法跨區親臨參
與，而居中引薦的內皮紅十字會也在這樣的情況下全力支
援，協助會前準備工作和所有活動中的補位。紅十字會和
慈濟攜手合作，希望讓捐贈順利圓滿，讓防疫物資能夠保
護紅十字會的志工，幫助更多人。

2021 年 4 月 11 日上午，這場只有兩位慈濟志工的捐贈
正式展開。活動一開始，主持的歐內拉以自身經驗分享她
所看、所聽到的慈濟；茹素已十五年的歐內拉，從 2014
年開始協助團隊做義大利文筆譯和配音工作，對慈濟理念
了解相當深刻。

「感恩所有的因緣聚會促成這次的捐贈，並且藉著愛灑

活動，讓更多人認識慈濟。看到受贈單位誠心的感動和感謝，心裡很溫暖，知道自己又做了一件對的事。」

包含醫療口罩、防護服、護目鏡和手套在內的各類物資，裝在紙箱內，經過慈濟志工的手，一箱箱交給紅十字會的成員。跨組織的愛，同是不捨苦難人的一念心。

阿瑪特里切紅十字會有六十五名志工，服務六個地區的民眾，包含阿瑪特里切（Amatrice）、波爾波納（Borbona）、阿庫莫利（Accumoli）、萊奧內薩（Leonessa）、波斯塔（Posta）、奇塔雷亞萊（Citt　realte），這六個地區都是慈濟團隊去過且幫助過的地區，這次也都分別安排代表前來領取防疫物資。

阿瑪特里切紅十字會會長朱塞佩皮紐力（Giuseppe Pignoli）激動分享對慈濟的感恩：「在 2016 年的地震發生後，尚未回歸正常生活，疫情又來襲。我所領導的紅十字會都未被分配到任何防疫資源。現在有了這些物資，就可以放心地去幫助更多的人，非常感謝慈濟。」

兩個不同的慈善組織，卻有著同一個目標：以人道的精神和大愛去幫助需要被幫助的人。即使在新冠疫情肆虐的期間，彼此仍能相互照應，以愛助人的路上並不孤單。

英國醫護破碎的心
慈濟來縫補

——— 資料提供：英國慈濟志工

慈濟能送來這麼多高品質防疫物資，緩解了他們的緊繃
心情；醫護在社群媒體發感謝文，感恩證嚴上人無私大
愛，傳遞到每一個需要的角落。

••••

2020 年 4 月，慈濟花蓮本會所調度的防疫物資送抵英
國，英國慈濟聯絡處規劃以倫敦和曼徹斯特，分別負責英
國南部與北部的物資發放，然後各點再根據各個社區的需
求，重新打包寄送出去，讓愛的接力不間斷。

讀〈悲傷新聞〉 才知疫情離我這麼近

在英國牛津，慈濟志工楊曉媚師姊從牛津議員 Layla
Moran 的推特裡得知，牛津大學醫院急需醫療物資，要另
外供應給四家醫院：John Radcliffe、 Churchill、Horton、

Nuffield orthopaedic，她立刻聯絡物資管理經理 Aliki Kalianou，完成捐贈任務。

4月27日，由本會轉介給英國連絡處，告知倫敦荷門頓大學醫院（Homerton university Hospital）一線醫療人員急需防疫物資。

醫療檢驗師 Miss. Ton 致函給慈濟，吐露無助的心聲：

有一天早上，當我上班收到首席執行官的一封電子郵件，標題為〈悲傷新聞〉時，起初，我根本沒有想到我們正處於大流行時期，因為它對我們大多數人來說，仍然像是一部電影。

然後，我打開電子郵件並開始對著熟悉人名，一個接著一個名字地念著。突然開始感到如同被迎頭重擊！這活生生地發生在我實際工作的同事身上。

他們不僅是醫生或護士，而且還包括健康訪客和物理治療師，一個星期內有四個人往生；之後的二十四小時內，在〈悲傷新聞〉的另一封電子郵件中，加護病房護士和退休護士也被宣告離世——他們都是不同年齡層，不像從新聞中聽到的那樣只有老年人才容易染病。

我閱讀悲傷的電子郵件後，事情才剛開始觸及我們所有人。

我們之中的有些人，在 COVID-19 發生之前曾與這些往生者共事多年，即使當我們聽到他們罹病、進入加護病房時，我們都不認為他們會這麼快離開我們。但是，經過一週的治療，他們就已經永遠離開了我們，而且來不及說聲再見……我沒有機會在窗戶後面看到他們，也沒有機會道聲早日康復，也無法像過去對那些身體不適的人一樣，透過送花和卡片致意。

慈濟志工聯絡上檢驗師 Miss. Ton 後，將防疫物資送達荷門頓大學醫院。她非常感動與感恩，慈濟能送來這麼多高品質防疫物資，緩解了他們的緊繃心情。她在社群媒體推特發感謝文，感恩證嚴上人無私大愛，傳遞到每一個需要的角落。

倫敦聯絡處在英國安寧療護協會網站，刊登了可以提供醫療物資訊息，隨即就有十六個城市的安寧療護機構，透過網路提出了需求。劍橋志工協助整理訊息，由曼徹斯特向十六個城市安寧療護機構，寄出他們所需要的物資。

這些安寧療護機構有八分之一收入來自大眾捐款，但受疫情影響，他們不得不關閉旗下的慈善商店，因此在財政緊縮、人員與病患健康等方面多重壓力下，安寧療護機構很感恩能夠收到慈濟捐贈的物資。

醫療機構的回覆信函中，表達慈濟與前線醫療機構同等重要，給予慈濟很大的肯定。

疫情下冬日更寒冷　志工為街友送暖

不只醫療物資，生活所需亦很重要。英國從 2020 年 12 月中開始，每日新增確診人數快速飆升，政府提撥社福經費安置街友，但生活仍捉襟見肘，慈濟志工趕忙送來食物和生活物資。

這次冬令發放，慈濟在英國幾個大城市，志工為當地街友準備愛心包，裡面包含貼身衣物、毛毯、熱水杯和餅乾糧食。

除了關懷街友，志工也特地送愛到受疫情影響，睽違一年無法拜訪的安養院。

慈濟志工表示：「我們覺得，爺爺奶奶在這段時間，都沒有人來探望也是會很寂寞，所以我們準備了糖尿病患穿

的襪子，比較特別的襪子，一點點小心意，希望他們看到小東西的時候，知道他們有人掛念著。」

疫情和天氣一樣嚴峻，瑟縮暗角生活的民眾更加艱難；志工的關懷暖了他們的身體更暖入了他們的心，久違的笑容輕輕爬上臉龐，眼神裡也多了分面對困境的勇氣。

遊子不孤單　歐洲志工支援留學生

新冠病毒於 2020 年襲擊全球時，歐洲的疫情也急速升溫，部分學校也傳出停課，各國祭出更嚴厲的出入境管制。不少臺灣留學生滯留歐洲。

收到臺灣民眾提報個案後，志工一一致電關懷，了解留學生的需求，並送上五穀粉、茶包、麵條及口罩等防疫物資，另外還有祝福吊飾及三國語言的靜思語卡片，幫助學生安定心念。

英國志工也啟動關懷留學生及交換生。他們寄送口罩讓學生安心，信封內並附上英文版的上人每日叮嚀，帶動善與愛的力量，也鼓勵學生蔬食，以虔誠的心祈禱。同學收到慈濟人的愛心，紛紛回傳相片表示感恩。

非洲

比起病毒侵擾，
非洲諸國似乎更苦於貧窮饑饉……

鎖國斷糧困辛巴威
志工不捨挺身抗疫

———撰文：黃湘卉（慈濟基金會）

慈濟舉辦物資發放，居民像是抓住了疫情衝擊裡難得的希望，開心全寫在臉上。

＊＊＊＊

2020 年底，非洲辛巴威由於鎖國政策造成國內糧食不足，在距離首都哈拉雷南方二百三十公里的古圖區，一群孩童正在一棵大樹上使力搖晃，樹上甲蟲紛紛掉落下來，孩童趕緊將甲蟲放進手中的水瓶裡拿回家，家人便用水烹煮，佐以醃漬，便成古圖區居民的日常食物。

疫情籠罩鎖國政策　民眾生活困苦缺糧

捕捉金龜子任務由村莊居民採輪流的方式來負責，有時得走上近二十公里的路程；然而，欲捕捉到足夠的數量是一項挑戰，因為金龜子會趁機飛走，所以孩童們必須同心

協力。

甲蟲不僅僅無法填飽辛巴威人的肚子，看著一條條的生命的流逝，更讓朱金財心生不忍。他鼓勵大家面對糧食不足，不要放棄希望，並且籌措物資在當地紓困疫情。從古圖區開始，舉辦物資發放，除了提供醫療口罩，每戶可以得到一包十公斤大米及環保毛毯，居民接受物資，像是抓住了疫情裡難得的希望，開心全寫在臉上。

除了憂心新冠疫情，志工也擔心一直以來在當地普遍流行的瘧疾；所以，這次的發放物資除了大米、毛毯，也特別為居民準備了蚊帳，降低被蚊蟲叮咬的風險。

自 2020 年底起，辛巴威十個省份，朱金財帶領著志工已經陸續發放了八個省份，僅有兩個省份是因當地政府未允許而不能前往。近期，志工們更由哈拉雷出發，經過了九百公里的旅途，來到濱加（Binga）為一千戶家庭發放生活物資。

濱加是人類跟動物共生的城鎮，常有大象踩踏農田，道路亦遭野象踩壞；人民不易耕田，外人不易前往。封城導致經濟蕭條，居民三餐不繼，造成營養不良問題；不少醫院曾請求慈濟的援助，而志工也發現不少孩童患有屬惡性

營養不良的「瓜西奧科兒症」。透過大米和五穀粉的發放，希望能給予濱加的營養注上強心針。

走過這樣一場又一場的發放，從 2021 年初統計至今，已經累計食物發放九千二百六十九戶，大米發放六千三百七十戶，嘉惠孩童五千二百二十六位。

菜市場裡的寶藏　糧食回收再生

除了物資和生計直接的相關，受到疫情衝擊賣不掉的作物，也對辛巴威的環境造成了很大的衝擊。朱金財前幾年曾回到花蓮靜思精舍，看到精舍師父做果皮酵素，化廢為寶讓他印象深刻；在辛巴威缺糧跟疫情並重情況下，讓他產生了一個靈感。

他帶著志工到首都最大的恩巴雷穆西卡市場去；它是辛巴威的一個農作販售中心，近期受疫情影響，很多食物賣不掉，就腐爛丟到附近的垃圾場。此地區人口密度高，垃圾場帶來健康威脅，讓傷寒和霍亂確診數持續提升，令人擔心。

朱金財拜訪了市場來自馬尼卡蘭省的香蕉農民，他們是伊代風災的災民，都記得慈濟的援助。農民們樂意將香蕉

提供給慈濟：「很高興，慈濟的用意良好，教導如何賦予廚餘新的使用價值。」

回到聯絡處，朱金財教導志工把生澀未成熟與過熟的香蕉分開放置。過熟香蕉是製作堆肥的原料，香蕉皮放在陽光下晒乾，用剪刀剪成一塊一塊的，使用研磨機磨成粉，成為優良的堆肥。志工把堆肥送到大愛農場施肥，很快地蔬菜葉子長高了，志工就把蔬菜送到慈濟供食站去作為食材。

香蕉用處可不只這樣！把生澀香蕉切成小圓形，用油炸一炸，就是香蕉脆餅；冷卻了，志工進行包裝送給感恩戶的小孩食用。將香蕉搗碎，加入麵粉拌勻，又是香蕉麵包，朱金財也把香蕉再製的食物送到供食站享用，頗受好評。廢棄香蕉的循環運用，讓更多人能夠享受到新鮮的食物。

日復一日，志工去拿香蕉，還順便撿拾市場周圍的垃圾和廚餘，每天平均可收五百公斤到一公噸香蕉。

看到堆肥和再製食物的成果豐碩，朱金財很歡喜；因為他知道，所做的一切，除了助辛巴威度過難關，更是在維護地球的生命。

這輩子、下輩子守在辛巴威

———— 撰文：張麗雲（臺中慈濟志工）

請將我火化後的骨灰分灑到辛巴威各地，我下輩子還要來幫助這個苦難的國度……

．．．．

辛巴威慈濟志工朱金財確診新冠肺炎，病情嚴重的那一晚，他對太太說出心願。

2020 年 3 月，在國內疫情尚未嚴重時，辛巴威政府即宣布全國封城，大眾交通停止、各地設崗哨，警察隨時巡邏，人們一出門就會被攔下，更無法跨村、出城。

朱金財不能出家門一步，卻心心念念處在挨餓邊緣的貧困家庭，根本沒有錢囤積食物，只能在家裡等死。封城第三天，剛巧報關行行員送來貨櫃資料，眼見報關行員仍有通行證，朱金財循線去找申辦單位主管洽談，「還好慈濟在辛巴威的慈善援助，已經受到當地官員的認同，我與五

位志工先後拿到通行證。」

　　取得通行證，朱金財立刻載了兩車物資往志工家裡送。考量疫情期間，物資曝光有可能中途會被搶，志工不敢用推車運送，用布把東西包起來，頂在頭上，挨家挨戶去發放。困苦的老百姓所需不多，收到白米、食用油、糖鹽等物資，宛如救命解藥。

　　封城令一延再延，持續五、六個月。期間人們無法出門工作，所有公共設施停擺，政府單位也只剩下十分之一的人員上班，幸而朱金財和五位志工有通行證，克服困難持續發放，本土志工並在幾處據點供應熱食。僅是在耶誕節前夕，慈濟就設法在十一個城鎮進行十四場發放，讓九千戶貧困人家得以過節。每場發放，志工總是相互提醒、打氣，「幫助別人的同時，也要注意自己的安全，懂得防護。」

　　「沒有想到，今年 1 月初我真的生病了。」朱金財說，起初偶爾咳一、兩聲，主要的症狀是發燒，他還不認為自己染疫了；大約十幾天後，感覺不對勁，身體狀況愈來愈糟，妻子和兒子催促他去醫院檢查，確診時病況已經嚴重，必須戴呼吸器治療。

經過兩天，病情沒有明顯進步，到了第三天，他已經呼吸困難，直覺可能熬不過當晚了。意識不清、時醒時昏中，他跟太太交代後事，要把骨灰分灑在辛巴威他去過的地方，「這樣我才能記得再回來。辛巴威太苦了，我下輩子還要來幫助這個苦難的國度。」

　　太太雖然很擔心；但她知道，朱金財移民二十幾年來，最在意的就是辛巴威人的苦，只好忍痛刺激他：「你說的我都答應；但是你可有想過，如果現在走了，這麼多的苦難眾生要怎麼辦？你應該更努力加油好起來，才能馬上幫助受疫情所困的人，不是等到下輩子再來！」

　　他雖然精神已不濟，可是聽到「辛巴威人」、「苦」字，突然清醒許多，意識到：「對啊，如果我現在就放棄這些苦難的辛巴威人民，他們等我再來，要等到何時？」一句話驚醒夢中人，他告訴自己一定要活下去。

　　兩週後，他的病情漸漸好轉。回想這一趟生死交關之旅，讓他再活下去的力量，竟是苦難的辛巴威人。

　　他對志工分享癒後的心境：「辛巴威的慈濟要持續，需要傳承、生生不息；這一代的慈濟人再來時，所來的地方才能有慈濟！」

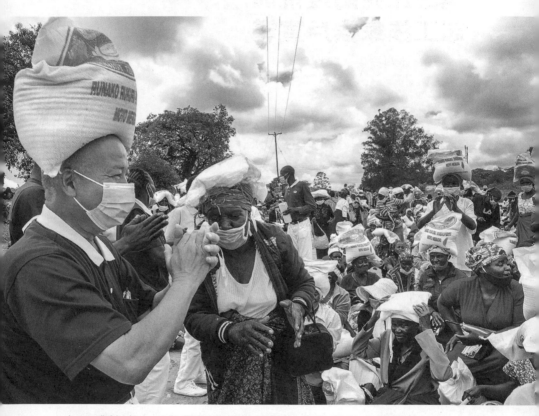

辛巴威慈濟志工在馬斯溫戈省古圖地區為貧苦家庭發放大米、
毛毯等物資，朱金財（左一）頂著大米與鄉親歡喜互動。

（攝影/Hlengisile Jiyane）

莫三比克防疫荒漠
志工挨家挨戶宣導
————資料提供：非洲慈濟志工

印度疫情嚴重，莫三比克慈濟的家，發起募心募愛活動。
儘管他們收入不穩定，仍願意付出；只因，曾受災的人，
更能懂受災的苦。

• • • •

　　新冠病毒全球性的傳染，非洲的莫三比克也在 2020 年
3 月 22 日確診第一病例；而且截至 4 月 14 日，短短三個
星期就累積了二十一個個案。

貧困地區無通訊　志工擔任防疫種子

　　疫情來勢洶洶，莫三比克的人民卻因為普遍貧困，沒有
手機、電視，所以對於新型狀冠病毒疫情的訊息了解有
限。政府也擔心，仍有大批的民眾還未收到正確的資訊，
更不曉得如何防疫。得知慈濟一直深耕在社區裡，政府於

是請求慈濟志工擔任防疫宣導人員，協助到各社區宣導新型冠狀病毒的資訊以及教導如何防疫。

莫三比克政府非常重視此項任務，特別派衛生部受過訓練認證的醫護專員前往馬普托「慈濟的家」為志工上課。

課堂中，大家聚精會神地學習，法蒂瑪醫生除了教導志工關於新冠病毒的資訊，也分享何謂居家隔離以及如何防疫，讓志工們在訪視的時候，懂得怎麼教導居民。

而且，為了確保志工都學會了如何正確洗手，醫護專員用染料當作肥皂，讓志工套上手套，閉上眼睛來洗手。搓揉二十秒後，官員一一檢查，立刻可以從顏料的分布看出遺漏了哪一個部分，調整糾正。

新冠病毒主要是由飛沫來傳染，在口罩缺乏的情況下，醫護專員教志工學習咳嗽的時候用手肘來遮，不要用手掌遮擋，避免病毒沾手部，以降低病毒傳播。

深入社區教防疫　志工猶若傳愛鴿

一天的培訓下來，志工們很有信心可以勝任這個角色。而後政府也挑了四個大區，先行通知各地書記與酋長，再通知志工 3 月 30 日正式進入社區宣導防疫。

首先來到克斯達索社區（Costa de Sol），一組八人分成兩個動線，一組負責到家戶做宣導，另一組則針對戶外嬉戲的小朋友。

志工把口罩戴上，走入社區挨家挨戶拜訪。其中，六十一歲的伊達奶奶家裡沒有任何對外通訊的工具，又是一個人獨居，所以對新冠病毒一無所知。知道了志工是一家一家地走訪，特別感恩志工能把訊息傳遞給和他一樣接收不到訊息的老人家。

不少小朋友正值疫情停課期間，所以都知道新冠病毒的疫情正全球蔓延，但因為在家無所事事，所以都在外面嬉戲，徒增感染的風險。志工再次向孩子們宣導新冠病毒的危險，希望他們趕快回家幫忙父母做家事，不要再到處蹓躂。

拍攝影片教防疫　防疫種子護社區

4 月 1 日志工前往馬夏奇尼區（Maxaquene）。這時，物資缺乏的莫三比克已經沒有辦法在市面上買到乾洗手液或酒精，因此志工把水和肥皂都帶上。

「雖然害怕，但是聽聞上人的法，知道自己是慈濟志工

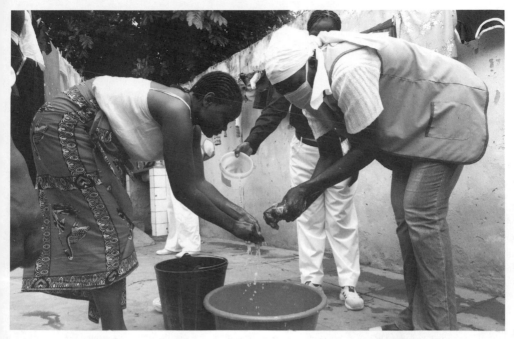

莫三比克志工走入社區，教導民眾如何正確洗手，宣導正確防疫觀念。（上）並於轉運站發放口罩，搭車民眾與私營車司機們如獲至寶。（圖片／莫三比克慈濟志工提供）

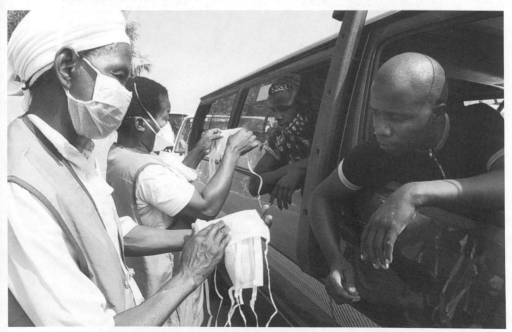

就要提起承擔防疫的責任和使命，所以提起勇氣克服心中的恐懼。」雪拉分享，因為社區裡有南非回來的移工在做居家關懷，是屬於高風險區，所以一開始有些許的害怕，但有政府的教導協助和志工陪同也就安心許多。

岱霖師姊也鼓勵志工要齋戒虔誠、茹素懺悔，疫情期間更加要用心用愛付出，時時保持正念，不須悲觀恐慌。

回到馬普托，志工還是掛心雅瑪郡的志工，於是拍攝防疫示範影片傳送給他們，讓他們也可以宣導如何防疫。雅瑪郡志工費多南還特別錄了一段土語的宣導片。防疫物資抵達後，志工分贈給十二家醫院與兩個檢測中心。

資源匱乏的莫三比克，志工心連心彼此互助，更見溫情也更有力量。

發起募心募愛活動　援助印度

2021 年 5 月，印度疫情嚴重，莫三比克慈濟的家，發起募心募愛活動。伊代風災的重災區雅瑪郡，災民也投竹筒援助印度。

儘管他們收入不穩定，甚至是零收入，但仍願意付出；只因，曾受災的人，更能懂受災的苦。

他們為印度哀悼，為亡者落淚，也為患者祈求上天的憐惜。以紙張列印出各種語言的祝福，表達最真誠的愛。

莫三比克雖是貧窮的國度，善心善念，從不匱乏。伊代風災後重建希望的大愛農場，現在成了愛心匯集的福田。

即使大多沒有固定工作，農田也還沒收成，但一千多人募到莫幣三千三百多元，平均一人就捐出三點三元，相當於他們一天百分之五的收入。

滿出來的竹筒，誠懇的歌聲；馳援印度，他們也正在盡一分力。

疫情一波波衝擊
南非志工如常關懷

───資料提供：南非慈濟志工、大愛新聞

南非慈濟志工透過慈善，不斷地在當地努力協助紓困，
幫助更需要的人，也讓自己的生命變得更加富有。

••••

從確診人數和死亡數來看，南非是非洲遭疫情重創最嚴
重的國家。南非在 2020 年 3 月發現首宗新型冠狀病毒肺
炎（COVID-19）確診個案後，直到 2020 年 7 月經歷過第
一波疫情高峰，單日新增確診病例曾高達一萬三千例左
右。之後，疫情逐漸平穩，每日新增病例數降至兩千例左
右。但從 2020 年底南非發現變異的新冠病毒後，第二波
疫情席捲而來，病毒傳播速度加快，每日重回萬人以上並
不斷突破紀錄，直到 2021 年 3 月才有趨緩跡象。在 2021
年 5 月底又面臨 Delta（印度變種）病毒的入侵，遭遇第
三波疫情襲擊。

南非封國二十一天　志工超前部署助貧

南非首波新冠病毒疫情爆發時，南非政府自 2020 年 3 月 23 日宣布自 3 月 27 日起全國封鎖二十一天。因民眾恐懼封城而囤積糧食，南非大城約翰尼斯堡的街頭商店，貨架上空空如也。幸好慈濟愛的行動早在宣布封城前動員，整理米糧倉庫中的物資，提供貧困民眾應急。慈濟志工蔡碧娥表示：「約堡社區的發展部門求助慈濟協助，幫助一些弱勢族群，比如說街友還有一些老人。」

除了兩百包大米即時馳援，慈濟南非分會志工們更動員起來，備妥五百份「安心祝福防疫包」，裡面包含五穀雜糧、鹽、糖、衛生盥洗用品等，還有醫療口罩、布口罩套、酒精消毒液。

慈濟南非分會執行長黃騰緯說明：「因為這二十一天將會非常困難取得物資，我們希望能夠在預先的設想狀況下，把可以想到的東西，先幫弱勢族群處理好。」

墾荒地闢農場　南非志工種蔬菜助貧

新冠肺炎疫情持續蔓延，不少的經濟活動因而停擺，許

多人生活陷入困頓，而全球的慈濟志工也積極投入紓困，在各地協助困苦的人找出生路。南非的慈濟志工，就推出了「愛心菜園」，收成的蔬菜不但可以助貧，也讓供食站的蔬菜不虞匱乏。

2020 年 5 月，各個供食點幹部們在收到種子之後，就展開了菜園的工作，即使面臨到了最缺雨水的冬季，大家也就地嘗試各種方法，各自克服不同困難。令人感動的是，各區或大或小的愛心菜園，都已長出一叢叢的菜苗，有的甚至已成株，即將可收成。

一起投入分送蔬菜的，還有本土司機職工黛比。從 2012 年德本國際志工團隊成立初期，就加入團隊，參與過各項跨國、跨區關懷任務。現在也是紓困小組的成員之一，她每天都開著慈濟的專車，協助前往關懷各供食點運送物資關懷弱勢。

除了協助分送關懷，黛比也向母親的朋友借了一塊地來響應「愛心菜園」。除了原本計畫分發的愛心米和蔬菜之外，黛比又從自己家中拿出些油、罐頭、馬鈴薯等物資，捐助給需要的家庭。

志工們持續投入，並從中獲得成就感，不只是以慈濟為

名的援助，裡面更添加了每個人無私付出的成果。

疫情下如常關懷　大米來助力

2021 年 1 月，南非遭遇第二波疫情衝擊，每天近兩萬人確診，直到 3 月份疫情才漸漸緩和。而疫情發生一年來，大家也學會在疫情下繼續生活；欣慰的是，疫情雖一波波衝擊，志工們守護社區也一波波推進。

疫情期間，志工仍固定每星期到社區關懷點和社福機構，發放紓困物資。當 2021 年 3 月疫情暫緩時，兩貨櫃的大米運抵南非，慈濟志工除了補給愛心米、防疫物資、種子，也親身參與各區的家訪。

南非當地志工更放下過往種族隔離的仇恨，走進白人社區關懷貧苦，進行兩百零一戶的紓困發放。南非慈濟志工蔡凱帆感動地表示：「慈濟在南非首見，第一次看到整個發放，是由我們的黑菩薩志工發給白人社區，然後發完之後，還九十度彎腰跟對方說感恩；我在拍照的時候，是邊拍邊流眼淚。」

在德本共有一百八十個供食關懷點，年歲已高的志工用心耕耘愛心菜園，本土慈青也勇於承擔供食點，為社區付

出。聽聞社區有人疑似染疫往生，即使無法接觸，志工依然將食物送到該戶屋前表達關懷。在疫情肆虐期間，南非在各供食點的志工合力之下，持續關懷需要的角落，在人心最低迷的時刻，仍然用愛串起了希望。南非慈濟志工透過慈善，不斷地在當地努力協助紓困，布下善的種子，幫助更需要的人，也讓自己的生命變得更加富有。

南非豪登省約堡居民生活困苦，因疫情雪上加霜，慈濟志工協同與當地團體一同紓困發放。（圖片／南非慈濟志工提供）

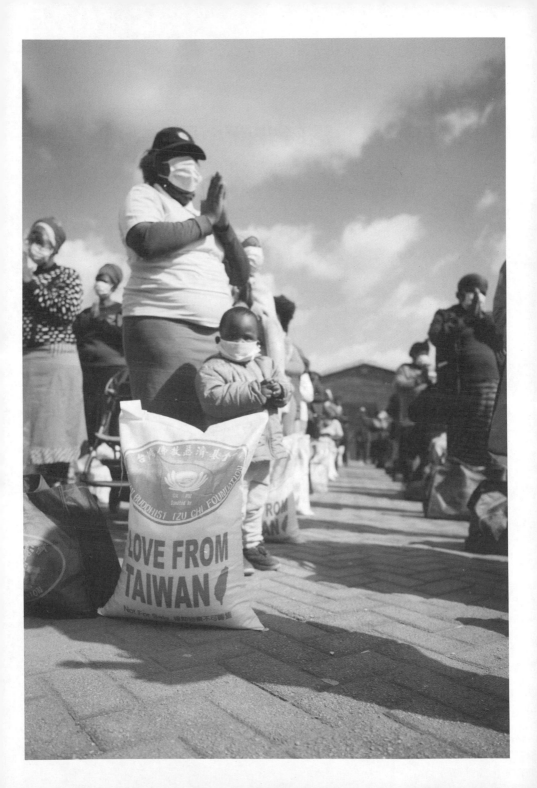

愛心米糧　送暖非洲小國

─────資料提供：非洲慈濟志工、美國慈濟志工

新冠肺炎疫情下，非洲本土幹部把慈濟的大愛精神傳承
下來，落地生根再散播出去。

●●●●

「每個人的雙手都有創造食物的能力。」史瓦帝尼本土
志工將慈濟志工告訴他的這句話變成行動。儘管疫情依舊
籠罩，他們歡喜地用耕種的身影在藍天之下，描繪安穩的
未來。

愛心米到　史瓦帝尼貧戶不挨餓

史瓦帝尼於 2020 年 3 月份與南非政府同步封國、封城。
直到 5 月，為了顧及經濟民生，也漸漸放寬封鎖條件。各
協力供食站的幹部，5 月領取到愛心米補給後，立刻開始
了供食站的熱食關懷。尚未返回校園上課的本土慈青們，
也主動到供食站內幫忙煮飯、洗碗、照顧孩子。

因為疫情仍未解除，南非慈濟志工也為史瓦帝尼各供食站採購了一批肥皂，讓志工們在煮食前、孩子用餐前、照顧病患時，都能做好衛生防護。

接受援助之外，史瓦帝尼本土幹部也設法募到其他慈善組織捐贈的食物包，他們將募來的豆子與慈濟的愛心米分裝在一塊，發給供食站內的孩子們帶回家。

而家裡有縫紉機的本土幹部們，則去募集一些舊布料，自己製作成為布口罩。一片一片布口罩洗乾淨後晒乾，就分給社區內的居民們，並把握機會向他們宣導防疫，關懷他們。

5月份的時候，印尼駐史瓦帝尼榮譽總領事亞瑟羅福閣下，主動與志工袁亞棋聯絡，除了對慈濟關懷工作表示關心，也主動提出要捐贈愛心米給慈濟。

6月5日第一批捐贈抵達，史瓦帝尼幹部們由供應商處收到了亞瑟羅福閣下所安排捐贈的一千公斤愛心米。6日就立刻帶著愛心米，還有自行募得的二手衣分裝成一袋一袋，前往貧困且偏遠的 Mahlangatja 社區關懷發放。

慈濟志工也向史瓦帝尼本土幹部們分享「自助助人」是非常重要的精神，「每個人的雙手都有創造食物的能力。」

於是本土幹部們帶著慈青到社區開墾菜園。忙碌地翻土、除草之餘，他們沒有忘記要記錄下來，南非慈濟志工陸陸續續收到他們在疫情期間的「菜園樂」。

人助、自助、天助，新冠肺炎疫情下，史瓦帝尼本土幹部把大愛的精神傳承下來，落地生根再散播出去。

最好吃的米來了　獅子山孩子雨季安心

位於西非的獅子山共和國，曾在 2013 年底爆發伊波拉病毒疫情，加上當地連年的內戰、不斷水患，儘管自然資源豐富，但生活條件仍然相當惡劣。

慈濟從 2015 年開始援助獅子山，主要以伊波拉病患遺孤、內戰後的殘疾人士以及水患災民和孤兒院作為重點目標，除了物資的發放之外，也協助小兒麻痺社區造井和儲水槽，確保用水品質。

今年新冠肺炎疫情爆發之後，獅子山共和國也受到影響，截至 2020 年 8 月底，已經累積了超過兩千個病例，造成七十人喪生。眼看雨季就快要到了，疫情卻沒有趨緩，原本就困頓的生活很可能又要雪上加霜。

為了協助獅子山共和國的人們，慈濟和自由城明愛會合

作，在當地的醫療院所和孤兒院發放五穀粉；裝五穀粉的桶子，也可以作為洗手桶來利用，方便居民洗手，提高衛生條件，預防新冠肺炎。

雨季即將來到，這份資糧來得剛剛好。孤兒院的負責人瑞秋，收到物資相當感動：「五穀粉來得是時候，因為現在是雨季，孩子可以吃五穀粉以及麵包，原本他們只有白麵包。」而孤兒院的院生看到有五穀粉可以吃，也感到很歡喜：「我們很開心，感謝你們的捐贈，我們今天就可以吃五穀粉了。謝謝，我愛你們！」

送愛到貧瘠高山　賴索托志工發放糧食

新冠病毒肆虐全球，位在非洲貧瘠高山的賴索托也難以倖免；原本就貧窮的鄉親在疫情下，小康之家變貧戶，貧戶變赤貧。慈濟志工啟動紓困計畫，於9月9日至20日，分別在馬塞魯、馬察契及納薩瑞斯地區舉辦了三場發放，對一千戶貧困鄉親發放三個月的愛心生活包。

慈力師姊代表傳達：「慈濟證嚴上人不捨因新冠病毒疫情，而生活處於艱困的賴索托鄉親，慈示賴索托弟子，由社區酋長確認艱困的家庭，將紓困食物生活包親手致贈予

當地鄉親。」

　曼耶貝雷斐拉（Manyepe Lefeela）是年僅十歲的孤兒，失去雙親後由兩年前往生的祖母扶養，目前投靠叔父；藉以維生的是，受雇放牧或撿石頭供人建築，換取微薄工資以及鄰居的布施。

　鄉親中，有位小女孩依偎著愛心食物生活包默默地流下淚珠。她的媽媽在南非打工賺錢寄錢回家養活嬤孫兩人，但因為疫情鎖國，媽媽困在南非，沒有工作、沒有收入也沒有錢寄回家，阿嬤與小女孩頓失生活依靠；慈濟愛心生活包成為重要的依助。志工見狀趕緊過去關懷安慰。小女孩感動慈濟帶來的大愛，發願將來要成為慈濟志工傳播大愛種子回饋社會。

　新冠肺炎疫情下，零星工作機會和鄰人的布施都已不存在，嚴重影響經濟；慈濟的發放至少讓這些家庭三個月不挨餓，鄉親終於展開深鎖的愁眉。

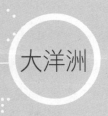

大洋洲

紐、澳兩國控制相對平穩，
卻也於疫情伊始時急須伸援……

疫情亂澳洲
慈濟伸援物資及獎學金

—————資料提供：澳洲真善美志工

請求天主和佛陀給與祝福，讓您（證嚴上人）的愛持續
延伸到需要幫助的地方。

••••

「敬愛的證嚴法師：我知道這個（新冠狀病毒）流行疾
病的時候，我立刻就想到您和慈濟。您會如何回應？顯然
的，您不會想把人們置於危險中。」澳洲布里斯本瑪特醫
院安琪拉修女透過影片，問候證嚴上人，並感恩慈濟人的
愛心捐贈：「很快地，您就知道要做什麼了，在眾多收到
您幫助的地方裡，包括了我們的瑪特醫院。」

口罩防護直送　慈濟跨宗教挺防疫

當澳洲疫情爆發，瑪特醫院即提供受到病毒感染和需
要住院的患者使用，包括二十六張加護病房床位照顧重症

患者。

　而在全球防疫物資匱乏、一「罩」難求之際，慈濟援助瑪特醫院的防疫物資到了。安琪拉修女表示，「慈濟送來最好的禮物，三千件隔離衣，一千個面罩和五千個口罩，會使用在這裡。」

　傳染疾病科保羅・格里芬主任代表接受，他說：「非常感恩慈濟提供醫院所需的防疫物資，現在醫護人員正是需要這些個人防護配備。」

跨宗教大愛　情牽三十載

　1990 年，安琪拉修女接觸到慈濟志工，發現佛教慈濟基金會與天主教瑪特基金會的創辦理念相同，而慈濟志工大愛無私的精神，與天主教教義一致，她與證嚴上人更是志同道合、相知相惜。

　澳洲經濟不景氣時，澳洲慈濟志工曾號召僑民捐助瑪特醫院並長期於瑪特醫院從事志工服務。因此，瑪特醫院自1994 年開始，訂每年 7 月的第一個星期日為「慈濟日」，表達對慈濟志工奉獻精神的肯定；2000 年，更在瑪特醫院一棟超過百年的古蹟裡設置「慈濟愛心室」。在臺灣發

生災難時，如 921 地震、莫拉克風災等，安琪拉修女也都出席祈福會為臺灣禱告，並捐款幫助臺灣。

疫情發生，澳洲志工即以電話關懷安琪拉修女；得知安琪拉修女也拿不到口罩，就先行寄上。藉防疫物資捐贈因緣，志工再度送來安心祝福包。

安琪拉修女憶及與上人友誼超過三十年，在影片中她對上人說：「我敬仰您並對您有深厚的情感，請求天主和佛陀給與祝福，讓您的愛持續延伸到需要幫助的地方。」

疫情打斷求學夢　雪梨助學金紓困

受疫情影響，全球各地每個國家的經濟，都受到程度不一的打擊，許多低收入家庭甚至沒了經濟來源，這種情況也發生這所在澳洲人口最多的城市雪梨、擁有 1150 位學生的寶活女中，在疫情下，有不少弱勢家庭無法支付孩子的學費。因此，2021 年 5 月，雪梨慈濟志工及時伸出援手，支持這些孩子繼續圓求學夢。

寶活女中校長庫瑪爾表示：「恭喜這五位接受慈濟助學的孩子，感謝家長的支持和出席活動，更感恩慈濟送給今天參與活動的這些師親生們的禮物包。」

雖說這是志工第一次在寶活女中發放助學金，但慈濟與學校的緣分，結緣了二十三年；雪梨慈濟人文學校租用校舍，作為教學場地，也把慈濟人文教育帶進校園

　　寶活女中老師蓋伊說：「慈濟會被納入 HSC 澳洲大學入學考試的宗教科課程，在課堂上我們會討論佛陀的教育、環保教育、濟的賑災理念，志工怎麼把撿來的寶特瓶變成毛毯；世界各地有災難時，用毛毯助人也拯救環境生態，讓廢物循環再利用。」

　　這是慈濟澳洲分會首次與當地主流學校的助學合作，未來期望把慈善的面向擴及到其他城市，讓更多有需要的學子，都能築夢踏實。

伸援紓困　紐西蘭食物發放

————資料提供：紐西蘭慈濟志工

見孩子們收到了食物包，不管是雙手提著或開心地往肩
上背，臉上充滿著歡喜笑容，志工又有了滿滿的動力為
苦難奔走。

····

「您好！目前許多學生家庭，生活得很艱難，希望慈濟
人能適時伸出援手⋯⋯」2020 年 4 月 23 日，紐西蘭慈濟
志工接獲奧克蘭市菲勒布希小學校長巴拿帕來信求助。

食物包發放　見學童最美笑容

　　奧克蘭市附近居民大多是島民，家庭人口眾多，平日
收入低微。校長表明，該校有六十八個家庭，因為受到疫
情第四級警戒的影響，家長不能外出工作，頓失收入，需
要支援。其中二十五位學童的家庭，已面臨斷糧的狀況。

　　而防疫期間不但行動受限，連採購也憑添許多困難和變

數。超商怕民眾搶購物資造成人心不安，對於數量有嚴格的把關限制；為此，志工事先與超市經理聯繫，表明身分及物資的用途，得到經理的同意，仔細確認所需的物資和數量可以順利採購。

28日超市一開門，六位志工即入場依照事先計劃進行採購。因為有兩公尺社交距離的限制，過程中志工只能獨自搬運，像是馬鈴薯和罐頭食品都很重，兩位七十歲左右的志工歡喜付出，不顯疲累神色。

即使是由校方轉贈，志工依然如規如儀，將物資整齊排放，恭敬及感恩在行動中自然流露，校長代表接受，滿心感動，提及之前慈濟人曾到學校愛灑，當初分享的竹筒歲月精神，已然萌芽，「去年年底，有學生帶竹筒回娘家。」校長感恩慈濟在孩子心中種下善的種子。

從校方回傳的記錄中，看見孩子們收到了食物包，不管是雙手提著或開心地往肩上背，臉上充滿著歡喜笑容，志工又有了滿滿的動力為苦難奔走。

疫情舒緩拚紓困　奧克蘭食物發放

2020年初，新冠肺炎疫情剛剛爆發的時候，紐西蘭曾

祭出鎖國政策，限制外籍人士入境。當時慈濟也針對無法申請政府補助的打工簽證失業者，推出緊急救助金的專案。從後續的追蹤當中得知，他們大部分都已找到工作，目前生活沒有問題；少數還沒有找到工作的，也經由訪視組轉介到慈善急難救助，保障生計。

疫情從 8 月份開始進入社區感染，雖然還在控制當中，但這也讓當地志工們開始思考，除了持續捐贈防疫物資之外，是不是還能再多做些什麼。

「慈濟是否可以提供食物包，給需要的社區民眾？」因緣巧合，和紐西蘭分會互動良好的麥奴考區域警察總局，亞裔事務負責人曾穗鳴警官也來電詢問。上個月爆發社區群聚感染的奧克蘭，還是有不少民眾需要支援。

當地志工經過討論之後，考慮到食物包的重量、數量及現有的人力，決定以食物券和食物包合併的方式來作發放。希望這些物資可以協助他們，度過疫情難關。

分會聯繫了南區的四所學校及奧克蘭家庭預算服務中心，透過學校的網站，公佈慈濟發放食物包的訊息，採取網路登記的方式，讓大家來領取。

儘管疫情未落幕，無私的愛，讓心沒有距離。

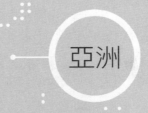

亞洲

亞洲諸國情況尚不穩定，
陷入疫情與經濟兩頭燒的狀態……

疫情爆發
慈濟緊急馳援中國大陸各省
———— 資料提供：慈濟人文真善美志工

經過緊急馳援，中國大陸疫情之後趨於平穩，防疫物資產能大幅提升，防疫物資轉為從中國大陸向外輸出。

••••

截至 2020 年 2 月 5 日，慈濟基金會與各界合作，向十二個省（湖北、湖南、浙江、四川、陝西、福建、雲南、廣東、甘肅、遼寧、江西、江蘇）；兩個直轄市（北京、上海）；逾五十八個市縣、上百家醫院及一線防護單位捐贈防疫物資。有四點五噸消毒片抵達武漢，預計 2 月 6 日分送至湖北省六十四家醫院，醫用口罩及防護服則陸續清關。

湖南長沙

1 月 31 日，慈濟從印尼採購了一批防護物資空運到長

沙，長沙志工到機場清關接貨，並將這批物資分贈給湖南長沙、石門和遼寧本溪的七家醫療機構。其中一萬八千個口罩，當天中午就送到了長沙市第一醫院，院方收到後表示非常感謝。

　　2月3日，長沙志工收到求助衣服資訊後。短短幾個小時，就募集到兩百多件衣服。姚護士長感動地說：「這麼短的時間就送來這麼多、這麼好的衣服，很多是全新沒拆的，真是太感恩了。」志工反覆叮嚀她保護好自己，並請轉達慈濟人的祝福和問候，為一線醫護人員加油。

河北北京

　　2月2日15時50分，一萬四千件採購自泰國的醫用防護服飛抵北京。當晚21時30分，北京市普仁醫院代表東城區衛健委接受慈濟志工捐贈的六千件防護服。另八千件則由清華大學第一附屬醫院器材主任胡暢代為受贈。

　　2月3日，慈濟購買的十一萬個醫用口罩從印尼抵京，其中七萬隻再轉運往四川成都和福建福州，另四萬個捐贈給清華大學所屬四家醫院。

四川

2 月 5 日，15 位慈濟志工來到四川省成都市雙流機場，接收從馬來西亞、印尼、北京及河北省運抵的五百三十箱防護物資。

志工陳穎分享：看到醫護人員逆行而上的行動十分感動，我能做的只有幫著儘量把進程加快。相信物資越早到達一線的醫護人員手中，就能幫到更多人。

志工從下午 2 時集合，一直忙到午夜 11 時陸續返回家中。此批防疫物資包括醫用手套十一萬雙，醫用外科口罩十五萬個和常規消毒片三百三十萬片。志工一起辦理通關手續、盤點物資數量，這些物資將在機場提貨區直接分配轉送到四川宜賓、陝西山陽等七個地區的傳染病防疫單位，並將部分購自馬來西亞的醫用手套寄往北京。

福建

2 月 5 日上午 11 時，福州志工與莆田市衛健委工作人員相繼到達福州長樂國際機場，領取四十箱（四萬個）口罩，分別送往莆田市及福鼎市。

廣東

2 月 5 日下午 4 時，廣州慈濟志工分為三組，贈送物資到醫院、社區居委會、物業服務中心、廣州市殯儀館等單位。

第一組志工前往暨南大學附屬第一醫院贈送八千個口罩。第二組志工前往廣州雅居樂物業服務中心以及廣州市殯儀館贈送消毒酒精、護目鏡、醫用外科口罩與一次性手套等物資。

第三組志工前往廣州白雲國際物流中心，提取在峇里島採購的六萬七千多個醫用外科口罩。這一批物資將配送至廣州、從化、深圳、中山、珠海、汕尾、湛江等地的十三家醫院。

浙江

浙江省疫情，是繼湖北省之後病患人數位居全中國前列的省份。慈濟基金會及時援助零點五噸消毒水和三萬片消毒片，用於溫州機場、浙江省診治定點醫院杭州西溪醫院、杭州衛健委和杭州餘杭區管委會下轄的醫療院所。

江蘇

2月5日上午7時30分，昆山志工開環保車前往常熟支唐工業區運載一百八十桶消毒液，三小時後回到昆山聯絡處。經過一小時的努力，中午前全部安置完畢。

福建泉州

針對嚴竣的疫情，考慮到醫護人員防控疫情的辛苦和付出，泉州志工在徵得相關部門同意後，主動與泉州市第一醫院和晉江市醫院接洽。2月4日，泉州志工帶著從靜思書軒採購的五穀粉、燕麥片、穀糧、餅乾等食品，向兩家醫院的醫護人員送上慰問和關懷。同時表達一份感恩和鼓勵，讓醫護人員在緊張工作之餘可以隨時補充能量。

疫情稍緩　大陸慈濟馳援他國

及至3、4月，中國大陸疫情趨於平穩，防疫物資產能大幅提升，但歐、美、東南亞疫情升溫，防疫物資的流向，轉為從中國大陸向外輸出。

廣州慈濟志工組成防疫物資採購小組，派駐廣州的慈濟

蘇州項目處行政主任唐惟良，回想那段忙著「搶貨」的日子，每天不是在電話中、就是在準備打電話找貨；而慈濟人找的廠商，並不全是在廣州市或廣東省，有的甚至遠在湖南、東北。「這時，遍布各省市的慈濟志工，就起了關鍵性的作用；他們實地驗廠、洽談、驗貨，既驗證了供應商，同時又通過慈濟人的身行，感動了他們。」

但要把數量龐大的口罩、手套、防護衣乃至呼吸器出口，又是一段坎坷。「當時最怕聽到沒有航班、沒有艙位、沒有通關放行，沒有趕上航班。」志工張玲說。

世界各國都向中國大陸搶購防疫物資，廣州白雲機場的聯外道路，一大早就被貨車塞滿。但貨物到得了機場，也未必能上飛機；一變再變的出口規定，海關的嚴查嚴管，使得通關過程極度緩慢且充滿變數。不少從國外趕來的飛機，就因為貨運、通關過程延誤，不得已空艙飛回。

「業界都說，這時候敢包機是膽大包天。但是在 4 月，菲律賓、印尼相繼有包機到廣州來接貨。所幸有很多人協助，讓我們的包機沒有出現空艙。」張玲慶幸道。

空運之外，海運也是重要通路。5 月 7 日晚上十點半，一百臺呼吸器要上貨櫃運到深圳蛇口港裝船送印尼，志工

們卻因經驗不足，無法悉數入櫃；但報關數量已定，不能多也不能少。

「那一晚我們完全沒有退路，我急得眼淚快掉下來了。」志工傅金花強迫自己定下心找方法。測量後，決定撤掉承載呼吸器的棧板，重新入櫃。每臺重達四十公斤的呼吸器若沒放在棧板上，就無法使用堆高機裝載，只能靠人力一臺一臺地放置堆疊，而此刻已是半夜十二點。

「呼吸器是拯救生命的重要物資，如果這些國家沒有了它，很多生命就沒了。很多人在等，我們有機會把機器及時送出去，就是救人一命，功德無量啊！」眾人打起精神，將已入櫃的呼吸器搬出來，用人力手工重新裝載，終於及時完成裝櫃，趕上海運時程。

「從海外採購物資送到大陸，再從大陸採購物資送到海外，這樣的迴圈其實是愛的循環。」經歷重重波折坎坷，慈濟基金會同仁鄭思弘，把應對疫情的歷程看成一次「特考」，能不能通過考驗，就看平日有沒有用功了。「不管考驗再多，只要心中有法，就能一一克服。我們不但沒有被特考打敗，更以精進勇猛心克服種種困難。」

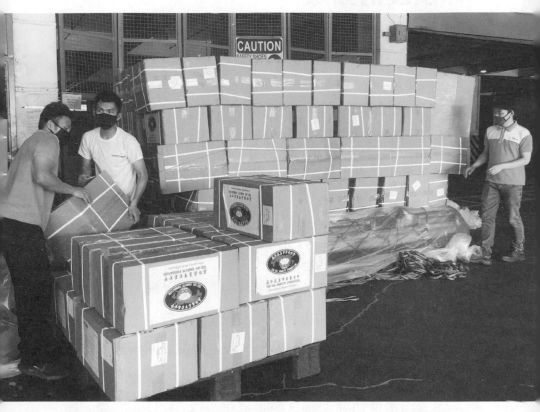

中國大陸疫情趨緩後，防疫物資也能提供出口。慈濟協助海外分支，從大陸購買防疫物資，援助疫情嚴重國家；菲律賓包機載運物資，送抵馬尼拉機場。（圖片／菲律賓慈濟志工提供）

印度疫情猛爆
跨國蔓延 搶救生命呼吸間

——— 撰文：葉子豪（慈濟月刊撰述）

印度五月就超過九百萬人染疫，堪稱新冠肺炎肆虐全球以來最猛爆的疫情；不只如此，病毒蔓延周邊國家，醫療機構嚴重「缺氧」，病患命在旦夕……

••••

　　根據印度官方統計，2021 年 5 月一整個月，新增高達九百零二萬人感染，近十二萬人病歿。在疫情最高峰時，每日新增確診人數逾四十萬，一天之內就有四千多人不幸病故，堪稱新冠肺炎肆虐全球以來最猛爆的疫情。

　　變異病毒株快速傳播，醫療量能在 4、5 月間崩潰，幾大佛教聖地，如菩提迦耶、鹿野苑、靈鷲山，以及鄰國尼泊爾的藍毗尼，無一倖免；首都新德里、孟買、加爾各答等大城均成重災區。疫情擴散各省，十三億多人民迫切的危機，甚至會影響到全球抗疫行動的成敗。

印度是世界最大的新冠疫苗生產國，COVAX（全球疫苗取得機制）獲取的疫苗，大多在印度製造。在確診與死亡人數暴增、疫苗嚴重短缺之際，印度政府下令國內製造的疫苗限制出口，近百個仰賴COVAX機制取得疫苗的國家，旋即陷入「手無寸鐵」的防疫困境。因此，要戰勝新冠病毒，絕不能忽視印度當下的險情。

慈濟在加強力度守護臺灣本土的同時，也增加了對印度與周邊國家尼泊爾、斯里蘭卡、柬埔寨、孟加拉、不丹、寮國共七國的援助，搶時間要把救命物資送進疫情重災區。

「供氧」印度　力挽呼吸衰竭

「最近每日平均收治兩百五十到三百名有疑似症狀的病患，其中約一百五十人必須住進加護病房，但每天只有二、三十人能平安出院，因此醫療負擔非常沉重。目前最需要製氧機！」

慈濟大學姊妹校、印度SRM大學醫學院附屬醫院，院長拉菲庫瑪醫師（Dr. Ravikumar）透過視訊求援，反映了疫情高峰時，重症病人暴增，醫用氧氣供應不足的危機。

因為醫療機構嚴重「缺氧」，許多民眾為了搶救呼吸衰竭的親人，不惜花費巨資，到黑市購買來路不明的瓶裝氧氣，買不起、得不到氧氣的人，只能看著親人痛苦失去生命。

因應印度及周邊國家迫切的需求，慈濟為七國八十八個宗教、慈善、醫療等機構提供包含製氧機、氧氣鋼瓶、呼吸器等，並預計援助十座醫院用氧氣儲存槽。對於承辦採購、運送工作的慈濟團隊來說，這些醫療器材、設備是陌生的專業領域，所幸緊要關頭，有高人指點。

由於呼吸衰竭的病人，缺氧幾分鐘就可能死亡，所以醫院必須二十四小時不間斷提供氧氣，因此醫院用氧氣儲存槽，儲放的是超低溫的液態氧，之後再經過解凍氣化、管路輸送給病房使用。採購、使用，都涉及醫療專業，援助團隊獲得慈濟醫療志業林俊龍執行長指導，依照不同醫院的病床數及其他需求，採購適合的設備。

「非常感恩高雄的侯哲宏先生，他提供了六百支四十七公升氧氣鋼瓶，也感恩潘機利、黃建忠等高雄志工的幫忙接洽。」負責印度援助工作的慈濟聯合國事務工作小組黃靜恩表示，5月上旬接到印度國際佛教聯盟（IBC）的請求，

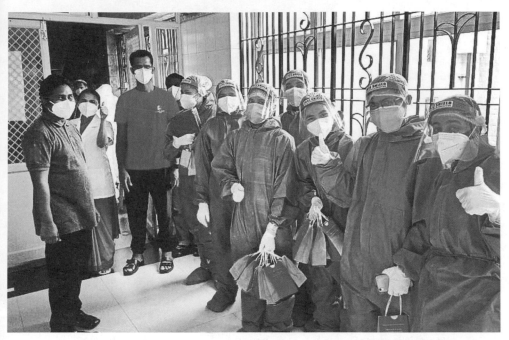

印度靈醫會神父、修女多有醫療背景，自願進入第一線醫院照護病患。（上）天主教仁愛修女會與慈濟合作，為底層家庭發放物資。（圖片／上：花蓮本會提供；下：仁愛修女會提供）

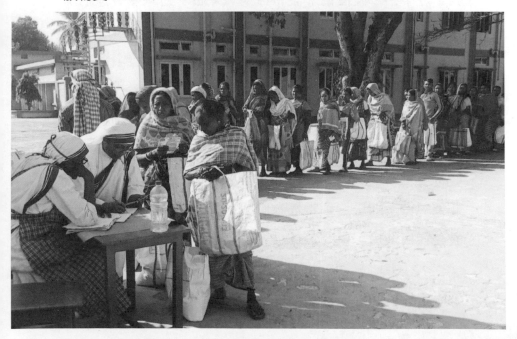

希望慈濟能提供兩千支氧氣鋼瓶應急。在高雄專營醫材、化工、五金材料批發的實業家侯哲宏，了解慈濟要做的事後，立即撥出能夠調度的氧氣鋼瓶，搶時間救命。

　　為了把六百支氧氣瓶及時海運送至印度首都新德里，侯哲宏和員工們於五月中旬開始點檢、加班，終於如期趕在5月24日上貨櫃，6月初送往印度。儘管完成任務後，大家都累到直呼：「不行了！」對於幫得上忙，仍感到滿心歡喜。

　　在卡納塔克省（Kar-nataka）班加羅爾市（Bengaluru），本土志工格里士（Girish Shenoy）以一己之力進行紓困發放，今年第二波疫情爆發時自購氧氣瓶，到氧氣供應站排隊灌氣，然後免費提供給貧窮病患使用。他在6月初收到慈濟提供的十臺製氧機，搭配善心人士捐贈的發電機，隨即組成新的氧氣供應站，發揮更大的救人能量。「一點一滴，我們在地的菩薩也都起來了。」慈濟基金會副執行長熊士民欣慰地說。

　　而送至印度最南端坦米爾納杜省（Tamil Nadu）的兩百臺製氧機，則是受到當地政府與人民的熱烈歡迎。不僅省議員親自迎接，民間賢達也對慈濟承諾，會確實把製氧機

送達有需要的醫院。「他們都不是慈濟人，只是知道上人和慈濟做什麼，就決定跟我們一起合作！」黃靜恩感動地說。

照顧病患　神職人員自願入院

其實，對印度的紓困援助，早在 2020 年 4 月就已開始；3 月起的首次封城一延再延，赤貧底層民眾手停口停，生活無以為繼，本著「信己無私，信人有愛」的信念，慈濟糧食紓困行動把大部分在印度的收貨、採購、發放等事務，委託給當地仁愛傳教修女會、靈醫會、藏傳佛教寺院等組織的神職人員與志工，讓他們替無法到當地的慈濟志工，把物資發放給弱勢貧民，將必要的防疫用具送抵醫療第一線。

紓困物資包含米、油、鹽等食物，還有口罩等個人用防疫用品，以能滿足受助戶一個月的生活所需為基準。截至今年四月，糧食紓困已有十九萬戶次，約九十四萬人次受惠。

今年 4 月印度第二波疫情猛烈爆發，貧苦民眾困境更甚去年。修女、神父們把自身的生死安危置之度外，在街巷、

醫療院所，日日服務窮人及病患。

「疫情已經這麼嚴重了，你們為什麼還要走上街頭？」
「我們不幫助這些貧民，誰來幫助他們？做多少算多少。
如果生命走到了盡頭，我們會回到天主的身邊。若還有一
口氣留著，那就善用每一天為苦難的人付出。」對於數千
公里之外，慈濟人的提問，仁愛傳教修女會修女們，給出
了令人動容的答案。

同樣地，位於南印度的靈醫會成員們，也做好隨時犧牲
奉獻的心理準備。今年 4 月下旬，第一批神父、修女穿上
慈濟人捐助的防護裝備，進入住滿確診病患的醫院服務，
支援第一線的醫護人員。

「他們要幫病人餵食、打掃，甚至要處理大體；進去之
前，都經過很嚴格的訓練，自己也要立下類似我們華人所
說的『生死狀』，聲明一切都是自願的。」對於靈醫會神
父、修女以及青年志工，自願投入艱困的醫療現場服務病
人的作為，負責聯繫的黃靜恩既不捨又擔心。得知成員們
抱著「只進不出」決心的訊息，上人哽咽回應：「不可以，
不可以讓他們沒有機會出來……一個都不能少。」

靈醫會在 5 月 17 日傳來令人欣慰的訊息，四十位神父、

修女及志工完成第一階段、為期三週的兩間天主教醫院第一線服務，第二批接續進入三家天主教醫院，截至六月上旬，雖有少數染疫，但皆能平安歸來。靈醫會巴必爾神父（Father Baby Ellickal Mi）來文中提到，「對於慈濟的跨宗教援助，只有感激及感恩，感恩上人及慈濟人，不分宗教，一直支援印度靈醫會；在印度的靈醫會，只會做的更多，不辜負上人及慈濟人所託。」

「不管是醫護人員、神職人員，站在第一線的時候，他們就要披起戰甲（防護衣），投入這樣的戰役，去守護更多人。」談及這一群志同道合的天主教朋友，同樣負責國際援助的靜思精舍德宸法師，轉述了證嚴上人的慈示，務必要給前線人員足夠的防護，讓他們在照顧別人的同時，也能保護自己的健康平安。「上人呼籲，全球慈濟人、全球的人，一定要感恩這一群站在最前線的人，給他們鼓勵，給他們祝福，給他們最好的支援。」

援助高山之國尼泊爾
關關難過關關過

————— 撰文：葉子豪（慈濟月刊撰述）

菩薩所緣，緣苦眾生；佛土有難，雖遠必助。證嚴上人特別慈示慈濟人，要做不請之師，要快速行動、借力使力。

••••

亞洲各國疫情反彈，緊鄰印度北邊、人口三千萬的高山之國尼泊爾，受到印度第二波新冠肺炎疫情波及，2021年5月整個月，每日平均超過五千人染疫，死亡人數節節攀升；其因是許多尼泊爾人跨越國境，到印度參加大壺節等宗教朝聖之旅，將病毒帶回國，蔓延速度之快，甚至有國際媒體認為，尼泊爾可能成為「迷你印度」。

中國大陸慈濟人　承擔採購送貨大任

慈濟於5月上旬接獲尼泊爾特里布文大學教學醫院（Tribhuvan University Teaching Hospital）求援，亟需醫

療儀器，經多日詢價、安排運輸等，五臺呼吸器、七萬隻醫用手套、一千件一次性防護衣、兩千件可重複使用防護衣等物資已送抵該院，迪比亞院長（Dr. Dibya）表示呼吸器已搶救多位重症病患，感謝慈濟慷慨救援。

　　慈濟多管齊下，除與尼泊爾數個機構合作，捐贈醫療器材、防疫物資外，也聯繫當地慈濟志工確認援助需求。「邱揚師姊在首都加德滿都採購了物資，送到偏遠的馬囊區域醫院（Manang District Hospital），這一趟路非常不容易，經歷了十幾個小時的車程。」承辦尼泊爾援助任務的本會同仁劉勁寬，提及了山區運送過程的艱辛，所幸製氧機、血氧機、額溫槍等援助物資於 5 月 19 日安抵馬囊（Manang）。

　　援助馬囊地區的物資，是在尼泊爾國內採購的，但尼國本身的製造業不發達，其他醫療院所需要的醫療儀器等援助物資，多數仍需由國外進口。此時，居住在「世界工廠」中國大陸的慈濟人們，就承擔起採購、送貨的大任。

喜瑪拉雅山脈　援助路難行能行

　　按照原定計畫，第一趟飛尼泊爾的包機，會在 5 月 24

日於蘭州起飛，然而所運物資的生產基地，卻是在兩千公里之外鄰近上海的昆山市，於是昆山志工就接下這個「很幸福」的裝載任務。

「當一百多箱物資要送上卡車時，剛好物流公司的電梯故障，志工於是從三樓一箱一箱搬到一樓，再送上車。」劉勁寬說及，運輸過程的挑戰不只這一樁，當物資由江南的昆山市陸運到河西走廊的蘭州後，志工們又接到變化球：因為防疫考量，原本飛越青藏高原直達尼泊爾的航路，改為先飛到柬埔寨落地消毒之後，再飛往尼泊爾。完成第一趟包機運輸後，往後的七趟包機，也都是這種「直飛改中停」的模式。「只要有管道，路能通，我們都非常感恩！」劉勁寬說道。

在尼泊爾當地志工、尼國衛生部以及各協力團體的通力合作下，慈濟人的援助物資，6月中旬已送達全國三十九所宗教、醫療、慈善等機構，不只市區內的醫院得到了製氧機等急需的救命設備，志工們還計畫把這些物資，送到連汽車都到不了的偏遠醫療站。

「馬囊的海拔高度是三千公尺，那個醫院的高度是四千兩百公尺，五月中旬收到物資後，他們準備了騾子，要再

把物資駝上去。」熊士民副執行長分享，協力單位原要幫慈濟把物資送上山區更遠的五個村鎮；無奈，5 月 19 日尼國中部發生芮氏規模五點八強震，影響山區道路，加上連日大雨，驢隊不便上山；後來就改由專業的「揹夫」，以人力步行方式運送到位。「再高的山，再險的路，我們也是難行能行。」熊士民篤定地說。

法師襄助　馳援佛陀出生地

大量的物資馳援，是今年 5、6 月間的事，而落實社區的「以工代賑」紓困行動，則早在今年元月就展開。為了援助佛陀出生地藍毗尼，慈濟與藍毗尼國際佛教協會合作，推動布口罩職訓計畫，供學校師生使用，如此一來，姊姊媽媽們有了收入，學子們也獲得了基本的防護。

如同五十五年前，證嚴上人召集三十位家庭主婦開創慈濟的歷史，藍毗尼國際佛教協會麥特立法師（Bhikkhu Maitri）推動婦女縫製布口罩，也是從三十三位婦女開始。熟能生巧之後，這三十多人於十二天內，縫製了兩萬個布口罩，以一位學生、老師獲贈兩個計算，就有一萬名師生受惠。

初試啼聲效果顯著，麥特立法師於是擴大規模，擬在 4 月下旬把布口罩職訓計畫從一個縣擴展為三個縣。「但那時疫情變得嚴峻，布口罩做了一部分就遇到封城，參與計畫的九十六位婦女沒有辦法到社區中心做，法師就把縫紉機送到她們家裡。」持續與法師聯繫的劉勁寬說明，婦女們裁剪、車縫的動作沒有停頓，布口罩的生產線也一直持續著。學校停課了，學生在家學習，做出來的布口罩就轉贈當地治安單位。

4 月下旬至 5 月，麥特立法師已把慈濟資助採購的防護面罩、手套、消毒水等物資，以及婦女們縫製的兩萬多個布口罩，送到藍毗尼警察局、里長辦公室、迦毗羅衛邊防警察隊等八個政府及民間單位。

5 月初，藍毗尼市政府向慈濟提出援助隔離中心，提供病床、心電圖儀器等醫療設備的需求，但一開始慈濟花蓮本會的承辦人員們有些不明白：「為什麼隔離中心需要醫院等級的器材呢？」

身為藍毗尼國際佛教協會義診中心負責人的麥特立法師，於是協助進行溝通，了解到隔離中心未來將是持續運作的醫療院所，本會承辦人員們也請教慈濟醫療志業林俊

龍執行長，以及慈濟馬來西亞分會的醫師志工，順利完成評估並確立援助方案。麥特立法師接著先用布口罩計畫的剩餘經費，協助購買病床、心電圖儀器等重要器材。

因為法師的鼎力相助，慈濟在佛陀出生地藍毗尼的防疫援助，順利而迅速地進行。

5月3日以來，花蓮本會工作小組每日召開會議，逐一確認印度、尼泊爾等七國急需的醫療物資品項、數量，每晚與印度、尼泊爾各個組織連線，了解最新近況。

隨著封城、疫苗接種等措施的推行，印度及尼泊爾的新冠疫情，6月已出現降溫趨勢，但是仍有上百萬人蒙受疾苦，因此慈濟人的援助行動持續進行中，各項援助物資，如製氧機、呼吸器、氧氣鋼瓶等，也陸續由中國大陸、印尼、馬來西亞、新加坡慈濟人協助採購、運送前往有需要的國家。

菩薩所緣，緣苦眾生，佛土有難，雖遠必助。對於印度等國的抗疫援助，上人特別慈示慈濟人，要做不請之師，要快速行動、借力使力。

鎖國擋不住愛
法國志工助耶穌會守護黎巴嫩
——資料提供：法國慈濟志工

我看到很多穆斯林之間的和平、寬恕和愛、有人道；而
今天我看到了，慈濟這樣的團體應該是個中翹楚。

‧‧‧‧

歷經數周聯絡與準備，一萬個口罩、五百件隔離衣及
一百件防護服終於從法國運抵黎巴嫩。一箱箱物資趕緊搬
進耶穌會醫護站的儲藏室，這個醫護站雖小卻負起監護當
地一般民眾與災民的健康。

法國志工馳援黎巴嫩

黎巴嫩在第一次與第二次世界大戰之間由法國統治，
在 1946 年獨立建國，因為曾是法國屬地，至今仍跟法國
保持著密切的關係。

2020 年新冠疫情襲捲全球，黎巴嫩也難以倖免。貝魯

特市有一處靠海的地方──聖西蒙，受疫情所苦之外，8月4日又遭逢港口倉庫硝酸銨大爆炸影響，多數居民處於待業狀態，家裡甚至沒水、沒電。此外，據報導，黎巴嫩收容敘利亞難民總數高達一百多萬人，對黎國原已低靡的國家財政經濟造成沉重負擔；失業人口大增、糧價飛漲，讓黎巴嫩全國一半以上的家庭都陷入貧困，國內外慈善機構也只能更加努力幫助需要的人。

當地慈善組織福圖瓦協會，向慈濟提出援助申請，成為慈濟第一百一十六個援助的國家。

12月，慈濟志工與當地的福圖瓦伊斯蘭協會攜手為災民發放食物。發放現場食物用品擺滿桌，兩天共進行了五場發放，土耳其與黎巴嫩兩地志工合作，發放四百多戶，每一戶都能領取到，重達二十九公斤的食物包。

跨國發放不分族裔，當地前來幫忙的志工說：「首先這件事情非常好，兩個國家（地區）的志工一起，不分宗教種族 最重要的人道，兄弟之情去互相持。」

福圖瓦伊斯蘭協會濟亞德教長也說：「我看到很多穆斯林之間的和平、寬恕和愛、有人道；而今天我看到了，慈濟這樣的團體應該是個中翹楚。」

持續關心社區及醫護人員

另一方面，疫情期間法國志工持續關心社區及醫護人員，其中包括志工馮倩明認識的黎巴嫩籍沙彌醫生（Samir ATALLAH）。爆炸事件發生後，法國志工也透過沙彌醫生表達關心。

沙彌醫師剛好認識在災區進行援助工作的天主教耶穌會的神父蓋布理耶·凱拉拉（Gabriel Khairallah），其耶穌會教派著重教育和慈善，神父救災同時也在學校任教。

蓋布理耶神父負責的教區位於受災嚴重的卡倫提納地區，他帶動志工在當地服務每月約二千四百人次災民。神父每天供應三百五十個餐盒，他鼓勵學校孩子一起來準備；教會也關懷一百五十位長者，除供餐外也提供看診和拿藥。

另外，他們也與當地紅十字會、聖文森會等組織合作，一起關懷災民的生活以及重建的情形。

由於當地醫療與防疫物資缺乏，11 月底，蓋布理耶神父來函請求慈濟支援防疫物資，以供當地災民以及耶穌會人員使用。

志工接獲請求即開始著手準備。但黎巴嫩政治情況不穩定，對外物資進出口相對困難許多。謹慎起見，為了確保物資可以安全抵達，蓋布理耶神父特別聯絡已有合作經驗的慈善團體協助慈濟運送物資。

　　12 月 10 日物資順利運達。「口罩、隔離衣以及防護衣，都是非常需要的。」蓋布理耶神父以及醫療人員馬上試穿隔離衣以及口罩，對品質讚歎不已。

　　黎巴嫩目前仍因疫情封鎖，幸有耶穌會為老人及災民送餐，志工期盼送達的防疫物資能幫助他們在疫情下，更有力量幫助需要的人，慈濟也會持續關心、作其後盾。

千島國印尼的防疫之路

—————整理：黃曉倩（慈濟印尼分會翻譯組）

印尼是世界最大的群島國家，人口排名全球第四，在新
冠肺炎疫情發生後，醫療防疫與社會穩定備受考驗。
慈濟印尼分會以二十七年慈善經驗快速反應，不只發放
最迫切的物資，也散播了不分宗教與種族的大愛。

••••

2020 年 3 月 2 日，當印尼總統佐科威（Joko Widodo）
正式公布境內發現兩宗新冠肺炎確診病例，民間擔心政府
會採取封城政策，掀起一波物資搶購潮，幾乎每一間超市
或者便利商店都大排長龍。

一時之間，有限的防疫用品成了全球最嚴峻的考驗，醫
護人員將雨衣當防護衣穿的照片在網路上流傳，頓時口罩
與乾洗手液的價格更是漲了三倍。早在元月下旬，中國大
陸疫情升溫，臺灣也出現病例時，慈濟印尼分會即採購醫
療防護用品寄出支援，也有庫存準備，所以能快速地致贈

口罩、防護衣照顧境內前線醫護人員。

　3月起，為了協助國家面對疫情，慈濟印尼分會協同印尼工商會館進行募心募款，在印尼與中國大陸緊急採購防疫物資，包括病毒測試劑、呼吸器、防護衣、防護鏡、N95口罩、連花清瘟膠囊等。印尼分會安排三趟專機由中國大陸帶回防疫物資，並獲得政府單位協助免稅、海關快速領貨通關，緊接著由軍警安排運輸、發放規畫與執行，在3月22日起開始發往雅加達及各地區。

企業界一呼百應

　慈濟印尼分會兩位副執行長郭再源與黃榮年，深刻體會到這次疫情凶猛，如果不及時控制恐會危及人民性命，也可能引發社會經濟民生問題，造成生活次序大亂、人心不安，將為安定發展中的印尼帶來傷害。防疫除了基本的防護衣、口罩等醫療物資，更需要大量的「測試劑」、救人的「呼吸器」等，樣樣都需要龐大的善款，怎麼辦？

　有著「沒問題先生」稱號的郭再源認為，「只要是利他的事就一定有辦法！」之後便與黃榮年一起向企業界募心募款。兩位師兄也是大實業家，多年來在慈濟的改變，喜

捨且承擔地付出，啟發了許多企業家也跟隨他們的腳步，長期捐善款護持慈濟，又或者加入志工行列。這次抗疫發放，實業家的參與，是重要元素之一。黃榮年表示，慈濟深耕印尼二十七年，成果是大家有目共睹的，目前共有一百多個公司響應防疫救援，「其實有許多公司也是受疫情影響，可是還願意來幫助。面對大災難，如果大家同心協力，也能度過難關。」

在印尼，多數的企業都會設立慈善部門。由於慈濟在慈善方面擁有多年經驗，加上志工的人文精神，在印尼每一場大災難後救災從不缺席，受到政府的肯定；因此，這一次的募款成果也是志工們多年來努力而成。郭再源堅定地說：「慈濟是做出來的，不是說出來的。」

此外，慈濟「專款專用」的原則，因應疫情所募來的專款，當然也有專屬的報告。黃榮年說：「要讓捐款者知道我們每一塊錢都用在慈善，所以目前一百多頁的報告，也不斷在更新著。」

慈善組織的價值

面對全然未知的新冠肺炎疫情，人們的生活突然改變，

普遍彌漫一種惶恐不安的氣氛。慈濟印尼分會執行長劉素美感恩證嚴上人的教導，「因為有上人的教導，我們知道心要定，心定才不亂，才有智慧處事。」隨著疫情入侵印尼，印尼合心團隊由劉素美召集，成立「抗疫急難賑災執行團隊」，四大志業的志工、同仁堅守崗位，配合政府防疫政策與基金會的決策執行。

印尼慈濟兩所學校配合政府規定「網路教學」，為了要克服線上授課產生的問題，例如學生家裡沒有網路、電腦、手機，及父母對於新形態的學習有觀念落差，學校也有「安心就學方案」，減免學費及提供補助。

除了發放醫療物資，印尼慈濟大愛醫院也提供新冠肺炎檢驗服務，以及疑似病人隔離；並在靜思堂園區附近空地搭建臨時帳棚，每週四天為興建中的慈濟醫院工地工作人員檢測，守護鄰近社區與四大志業同仁、志工的健康。

此外，當志業體部分同仁已經在家辦公時，祕書處、總務處、財務部及採購組的同仁依然堅守崗位，甚至需要加班到深夜，就是希望把物資早日送到醫療單位，為醫療人員提供多一分保護。

在發放防疫用品初期，祕書處每天都會收到一千多封電

子郵件；當時尚未設立專線，許多醫療單位和個人致電到分會求援，甚至晚上十一點還有電話來申請物資。

總務處同仁則負責物資的收發，一接到祕書處的需求，就把東西備妥在倉庫前；由於難以精準控制物資抵達時間，同仁常常加班，深夜回到家不久，凌晨又趕往靜思堂準備迎接物資抵達。

醫用品解燃眉急

3 月 18 日開始，印尼慈濟志工先將庫存的防疫用品，包括防護衣、口罩，陸續送至雅加達等多處醫療單位；3 月 21 日，四千個口罩與五十件防護衣也送抵茂物綜合醫院（RSUD Bogor），該院在 17 日成為地方政府指定新冠肺炎治療醫院，可是市場上防疫用品已短缺，院長伊爾漢（Ilham Chaidir）十分感動地說：「原來，在對抗疫情中，我們並不孤單。」

3 月 22 日，從中國大陸進口的一百萬個測試劑抵達雅加達，衛生部部長普蘭多（Terawan Agus Putranto）蒞臨靜思堂，領取兩萬五千兩百個測劑，由衛生部直接發給各地需要的醫療單位。

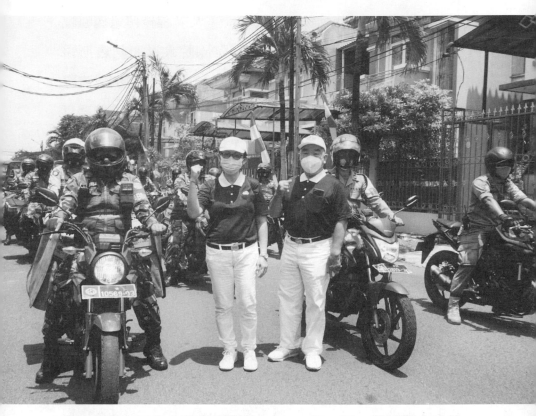

印尼慈濟志工在全國進行發放。2020 年 9 月，雅加達志工於西區石馬南村軍營集合，準備於雅加達及萬丹省各區發放。

（攝影 / Khusnul Khotimah）

3 月 23 日，志工將第一批四臺呼吸器，分別捐贈給卡托警察醫院（RSPAD Gatot Soebroto）及薩羅梭傳染病醫院（RSPI Sulianti Saroso）。卡托醫院副院長准將阿古斯醫師（Brigjen TNI dr Agus Budi Sulistya）說：「慈濟以實際行動做出貢獻，前線的醫護人員真的很需要這些醫療器具和防疫用品。面對疫情，我們大家彼此關心，十分溫馨。」

　　從中國大陸購入三百八十五臺呼吸器，也在各個醫療單位發揮極大作用。呼吸器是搶救嚴重患者的重要器材，歸功於慈濟花蓮本會與中國大陸的慈濟志工協助，慈濟印尼分會才能順利購得。

　　截至 8 月 6 日，印尼慈濟捐出給全國各地的醫療防疫物資，受惠單位超過一千零四十多個。

全國大規模發放

　　4 月起，政府開始在兩個省分、十六個縣市執行大規模社交距離限制（PSBB），娛樂場所停止運作，限制五人以上的社交活動，學校停課，除了政府單位與民生相關行業除外，一般上班族居家工作；在大雅加達盛行的宅配機車也禁止載客，只能送貨或送食物。原本落在五月底的開齋

節假日，延至今年年底，防止大量的大雅加達居民往外移動，助長病毒傳播。

印尼有兩億六千七百萬人口，將近百分之十的人民生活在貧窮線下。自從政府下令執行大規模社交距離限制，有些公司早已撐不住，執行大量裁員或者留職停薪；市井小民的收入更是大大下滑。

慈濟印尼分會先是將長期照顧戶的各項補助提前給予，一次發放兩個月分量，志工也將居家訪視改為電話關懷，做到「安心」與「安生」。緊接著，慈濟與軍警、地方政府合作，在全印尼大規模展開物資發放，每一份物資包含五公斤大米、一公斤砂糖、十包泡麵，並附上證嚴上人慰問信以及防疫衛教單。除了發給一般民眾，對於團體也提供大宗的物資援助，例如習經院、防疫中心等。

病逝者人數不斷攀升，殯葬業工作人員悲泣的哭號實在令人不捨，他們每天得埋葬數十位新冠肺炎病故者遺體，已經體力不支。在齋戒月前，慈濟與總統府合作，4 月 21日帶著六百份物資到墓園去關懷與發放。這段過程由印尼總統府祕書處製作成影片，更能感受殯葬人員的心聲；總統府祕書長赫魯（Heru Budi Hartono）表示，希望能將關

心傳遞給每位殯葬人員。

6月12日在印尼第二大城市泗水，志工與當地海軍一起搭乘錫江號軍艦（KRI Makassar-590），前往馬都拉海峽（Selat Madura），為對岸的布拉克鎮（Bulak）、根芝蘭鎮（Kenjeran）及馬都拉（Madura）的漁民發放生活物資。

東爪哇省政府、東爪哇省警方、東爪哇前國防部成員協會（IKAL Komisariat Jatim）的代表，以及東爪哇省省長苟菲琺（Khofifah Indar Parawansa）也出席活動。海軍第二艦隊司令賀魯（Heru Kusmanto）在致詞中說明，漁業是東爪哇省重要的經濟支柱，但在這波疫情當中，漁民也成為受助對象。

截至8月5日，印尼慈濟已在全國發放三十七萬九千多份生活物資，減輕民眾重擔，一起度過經濟低谷。

我們都是印尼人

印尼各大媒體紛紛刊登慈濟的善舉，4月14日，印尼最大媒體集團羅盤報經營的羅盤電視臺，在雅加達時間晚間八點的黃金時段，以「慈濟跨越國界」為題，線上採訪印尼慈濟志工。由印尼大愛電視臺總監陳豐靈、印尼

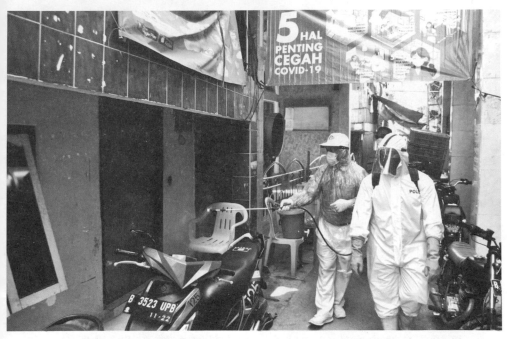

北雅加達本加鄰安省某些村子被列為極危險區域，慈濟志工與警方合作，進行社區消毒。爪哇萬隆志工則於路邊發放口罩給機車騎士。（攝影／上：Anand Yahya；下：Galvan）

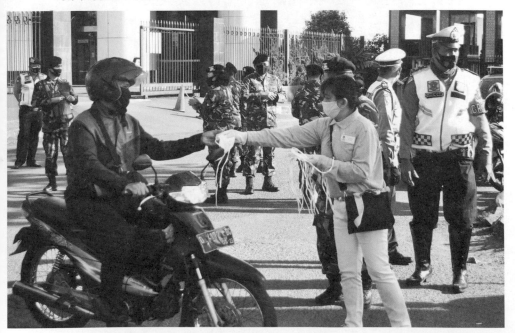

慈濟大愛醫院院長托尼醫師（Tonny Christianto）、印尼慈濟大愛學校總經理王輝勵、金光集團代表甘迪（Gandhi Sulistyanto）代表受訪。

主持人開宗明義表示，慈濟在印尼二十七年不停地幫助社會，這個節目希望能了解慈濟的慈善、醫療、教育、人文。陳豐靈分享上人創辦慈濟的歷史，也提及慈濟「濟貧教富」的理念，啟發印尼實業家用心投入。

主持人好奇某些公司集團已成立自己的基金會，為何還要投入慈濟？金光代表甘迪說明，慈濟在慈善尤其是救災方面已有成熟的操作方式，而且許多企業家在慈濟不僅是物質上的貢獻，更親身體驗進而學習大愛人文精神。

羅盤電視臺製作人穌三多（Susanto）博士表示：「證嚴法師說，人生長短難以預測，但要活得有價值。我們是否思考過有為社會貢獻什麼？這次疫情中，慈濟與實業家一起為國家付出，是非常令人讚歎的。」

疫情爆發後，印尼慈濟人迅速將防疫用品送到各醫院，醫護人員及家屬、社會大眾都非常感動，紛紛在網路留言「感謝慈濟」。其中，志工賈文玉收到二十多年未見的朋友傳訊：「有熟人在雅加達某家醫院當醫師，一直是把雨

衣做防護衣，現在收到了慈濟捐的防護衣。我非常感恩，非常佩服慈濟！」

規模宏大的善行，也引起主流社會關注。擁有二十萬粉絲的網紅 Birgaldo Sinaga，就在自己的社群平臺上展示捐款給慈濟的收據。身為基督徒的他捐助金額約合五千元新臺幣，在印尼不是一筆小數目；他也將粉絲提供的慈濟捐款收據一併展示，鼓勵更多人一起做好事。

印尼大學新聞系阿爾曼多（Ade Armando）教授，在社群媒體發文說：「3月看到新聞，華裔實業家與佛教慈濟基金會募款五千億印尼盾（約新臺幣十億元）捐助抗疫，我非常感動。有些人散播仇恨，說華裔不愛印尼、華裔不是印尼人。其實，華裔實業家在這次疫情做了很多；不只是實業家，普通華裔也默默地付出。其中，一位華人捐出一塊土地，提供埋葬新冠肺炎往生者，展現華人不分宗教、種族，和諧共榮的精神。希望這次疫情讓大家了解、認同華裔也是印尼人。」

印尼國家災害應變署署長、也是新冠肺炎疫情處理專案小組組長多尼（Doni Monardo），也特別錄一段影片感謝慈濟。他提到，在疫情來襲之前，慈濟在巴路震災區也援

建兩千多間房屋，慈濟印尼分會不斷落實合心協力、關心彼此，設立人間菩薩的典範，「我發自內心向證嚴法師以及全體慈濟志工，說一聲感謝。未來我們將共同以大愛精神為人道救援、為環保努力。」

印尼慈濟醫院 試營運收治新冠病患

印尼佛教慈濟醫院於 2015 年 5 月動土興建，歷時六年，於 2021 年 6 月 14 日迎來「試營運」的大日子。前此，印尼慈院醫療籌委會總召集人黃金城教授滿懷感恩之情說道：「在建立醫院的過程，醫療團隊、資訊團隊及其他團隊，已經做出很大的努力，有了大家的互相支持，醫院才能圓滿完成。」

印尼分會執行長劉素美，回顧印尼慈濟醫院自動土至今落成的六年歲月，感恩所有護持醫院的會員、實業家及志工，讓醫院順利建成。

當此新冠肺炎疫情尚未緩解之際，印尼慈濟醫院試營運首先開放的，便是位於醫院停車場九樓的「防疫中心」。

對於醫院試營運開啟「防疫中心」，接收新冠肺炎病患。印尼分會副執行長郭再源期勉大家一起守護醫院，讓一切

順利進行。在線上參與禮拜《藥師經》，他祈求醫院能夠順利營運，也希望大家能謹記《藥師經》中的助人精神；「從籌備到現在，我們經過許多考驗，有了上人的祝福及大家的護持，才會有今天的醫院。未來我們共同努力，將慈濟精神落實醫院。」他說。

印尼分會副執行長黃榮年也鼓勵大家：「這也是我們開啟的新頁面，未來大家共同努力、學習，就像上人說的『不要小看自己，因為人有無限可能』。感恩師兄師姊與醫護團隊為醫院付出！」

2021 年 6 月下旬，印尼單日確診人數又創新高，逼近一萬五千名，累計確診人數逾二百萬例，五萬多人往生，近十五萬人在治療或隔離中。

印尼慈濟醫院將作為所有印尼慈濟人與當地鄉親的堅實醫療後盾，共同為抵禦世紀病毒而努力。

馬來西亞仍有考驗
慈濟施援及膚慰

———資料提供：馬來西亞慈濟志工

感謝慈濟這個 NGO，不分種族和宗教，一心只想要幫助
需要的人。您們的善心善舉只有真主才能回報您們。

．．．．

　　馬來西亞的疫情，始於 2020 年 2 月初出現本土感染首
例。同月下旬，吉隆坡大城堡清真寺舉行了約一萬六千人
參加的活動，隨後引發疫情爆發，與該集會相關確診人數
達三千多人。隨著時間過去，疫情持續延燒，截至 2021
年 5 月下旬，馬國共累積近五十五萬人確診，其中四十七
萬多人已康復，但有二千五百多人不幸往生。

禁令求生　慈濟施援

　　馬國政府自 2020 年 3 月中旬起實施行動管制令，以遏
止新冠肺炎疫情蔓延。行動管制令期間不能出外工作，政

府體恤國民發放援助金予以補助。但流落在馬國的難民及外籍移工，卻不屬這項政策的受惠對象，他們多數靠打工維生，因管制令面臨停工斷炊的窘境，又苦無任何補助；慈濟志工見聞不捨，紛紛解囊設法援助。例如，針對東馬沙巴的外籍勞工、無國籍人士及當地貧困待紓困家庭援助，截至 5 月底總計幫助四千三百七十四戶家庭。

隨著疫情升溫，馬國各慈濟據點志工相繼投入製作防護面罩，至 4 月中旬已製作逾十六萬七千個。而檳城慈濟志工針對長期關懷的直落巴巷（Teluk Bahang）漁村居民，於行動管制期間，為失業貧戶及外籍移工緊急發放應急金或生活物資，至 4 月下旬共幫助一百八十三戶。

慈濟芙蓉聯絡處從 2020 年 4 月 6 日開始，與聯合國難民署（UNHCR）配合，發放援助金予流落在馬來西亞的緬甸羅興亞難民。發放工作由 UNHCR 提供難民名單給慈濟，志工核對姓名、難民卡號碼、電話和地址後，通過電訪先了解他們目前生活狀況，然後從電腦下載並填好申請表格，電郵慈濟馬六甲分會轉發 UNHCR 核准後，志工們就代表 UNHCR，發放援助金給難民。

此外，還有對芙蓉市移工的發放。移工們表示，慈濟的

物資（一個月份糧食，有白米、米粉、食油、雞蛋和大蔥等）發放就像「及時雨」，讓大家不必為缺糧而惶恐。

送愛暗角　降及時雨

無法獲得馬國官方紓困補助的，還有位在芙蓉亞沙新村（Kg. Baru Rasah）的孤兒院，那裡收留了三十多位年齡二十一歲以下的孤兒。

孤兒院經費來自善心大德捐款或捐贈物資，也靠孤兒院的義工經營外賣餐食，幫補孤兒院的開銷及孩子們的教育費。但行動管制令祭出，外賣餐食停擺，院方也面臨斷糧危機。

4月中旬，志工攜帶慈濟的淨斯產品如大燕麥、可可粉，以及口罩、淨手液等日常物資，和果農捐贈的水果，前往該孤兒院發放。院方負責人巴馬拉答(Bramalatha A/P Hanopan)感恩慈濟及時帶來捐贈的物資，讓大家安心。

此外，慈濟芙蓉聯絡處還接獲雪隆分會轉介國家天災管理委員會提報，士拉央（Sendayan）區有五十戶被當局隔離，急需物資救援。志工整頓生活包與物資，運往斯里士拉央新冠肺炎隔離中心的回教堂。

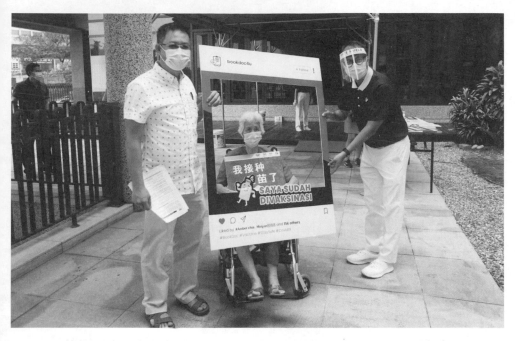

馬來西亞雪隆分會配合政府、提供靜思堂場地讓國民施打疫苗；
接種後，還可打卡留念。（上）馬六甲分會則於住宅區設攤，
展開慈善紓困計畫。（攝影／上：莊貴賀；下：廖志勇）

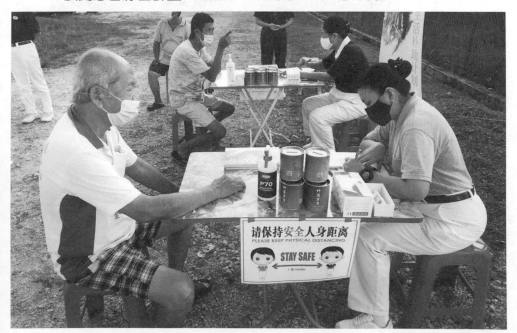

沒人知道疫情何時會消弭，但一日三餐溫飽不能缺。慈濟芙蓉聯絡處在行動管制令期間，共發放物資予一所孤兒院，二百零七戶、六百六十三位外籍勞工，其中包括印尼、緬甸及孟加拉人。

　　疫情持續延燒，雪隆分會於 7 月推出「Kita 1 Keluarga 守望相助」紓困計畫，提供三個月援助金，幫助雪蘭莪、吉隆坡、布城等地受影響而難以維持生計的公民或永久居民，共接獲逾四千人申請，各社區慈濟志工接續展開家訪及關懷。馬六甲分會接力推動慈善紓困計畫，為受新冠肺炎疫情影響生計的家庭，提供二至三個月的生活補助金。並聯合慈濟馬來西亞馬六甲分會、麻坡支會，以及芙蓉、淡邊、居鑾、哥打丁宜、烏魯地南等聯絡處，考量新冠肺炎疫情衝擊弱勢家庭經濟，本年度新芽獎助學金改以紓困就學為目標，共幫助二千八百九十五位學生，並以居家訪視方式致送，關懷生活狀況。

馳援醫療　協同防疫

　　除適時提供援助與關懷，慈濟在馬國疫情期間，也經常主動或應政府邀請協同防疫工作。2020 年 10 月，檳城

監獄發生群聚感染，慈濟馬來西亞分會捐贈五千個口罩、五百個 N95 口罩、五百套防護衣及五百個放護面罩，以及二百五十二張淨斯多功能折疊床（福慧床），讓檳城監獄及專責醫院充當隔離病床，後再追加提供一百五十張淨斯多功能折疊床、三千套防護衣、五千個防護面罩及五千只手套。

隨著疫情嚴峻，許多醫院資源及設備不足支應。2021年 3 月下旬，芙蓉聯絡處志工製作了八千六百多個防護面罩，分送芙蓉中央醫院·林茂醫院（Hospital Rembau）及波德申醫院（Hospital Port Dickson）等醫療院所，供醫護人員使用，另自 4 月上旬投入車縫防護衣、頭罩及防護鞋套，以支援前線醫護。

隨著吉打州（Kedah）疫情緊張，其中亞羅士打中央醫院（Putra Medical Centre Alor Setar）面臨口罩短缺。因此，慈濟吉打分會實業家團隊展開募愛行動，捐贈大約五千個 N95 口罩給醫院。

接獲物資的中央醫院副院長蔓阿曼法茲力說：「我們非常感激，慈濟給予醫療物資的援助，我們希望可以為國家人民祈禱，這樣本院就可以控制，前線醫護人員也可以繼

續發揮最好的能力，來控制疫情在本州的傳播。」

疫情下，人人都發揮自己的力量，借力使力，讓社會更多需要的人都能得到幫助。

防疫作戰　用愛接續

2021 年 3 月下旬，雪隆分會因應行動管制期嚴重影響難民生計，為吉隆坡難民收留中心（K'cho Shelter Home）及兩所難民學校，緊急發放生活物資；與 UNHCR 合作的現金補助專案，亦提前將 4、5 月補助金發放給八十餘戶難民。此外，UNHCR 考量疫情嚴峻，另撥款委請慈濟協助發放給西馬的二千戶難民。

4 月中，雪隆分會援助受行動管制令而影響生計的外籍勞工，分別於甘榜肯南安（Kampung Kenangan）及武吉蒲種組屋（Flat Bukit Bandar Puchong），為一百一十二戶發放購物券，並提供口罩、淨手液等防疫用品。

5 月下旬，馬來西亞砂勞越州新冠肺炎疫情升溫，慈濟古晉支會備妥七百二十套防護衣、八萬只手套，除將一萬六千只手套贈予砂勞越中央醫院，其餘物資於 19 日送抵慈濟詩巫聯絡處及民都魯共修處，陸續分送給各地醫療院

所使用。

　時間回到 2021 年 2 月下旬，馬國盼來新冠肺炎疫苗，24 日，總理慕尤丁（Muhyiddin Yassin）率先施打，官員及醫護接續在後，希望鼓勵民眾踴躍接種。

　慈濟馬來西亞雪隆分會獲邀參與馬國衛生部的「全國新冠肺炎免疫計畫（PICK）」，於吉隆坡靜思堂設立疫苗接種中心，在 6 月 11 日試運行，由合作單位 BookDoc（線上醫療科技公司）與慈濟人醫會醫護人員，為職工、志工、工作人員共七百人接種疫苗。

　儘管在多方努力之下，疫情仍未見終結之日！為遏阻疫情擴散，馬來西亞政府長期實施行動管制令，禁令期間全面封鎖，除必要性經濟及服務領域，其他皆不得運作，對於經濟民生影響甚鉅。日前，解封降級似仍遙遙無期！

　面對威脅全球的嚴峻疫情，馬國政府與民間的努力，仍待考驗；馬國的慈濟人，將適時給予最大的支援與膚慰。

菲律賓疫情持續　慈濟志工愛不斷

————資料提供：慈濟菲律賓分會

慈濟於疫情期間馳援防疫物資，守護醫護與防疫人員健康，大米扶貧亦在各地志工的堅持不懈下持續進行。

．．．．

2020 年 2 月 2 日，一名來自中國武漢的男性病逝於菲律賓，使得菲律賓成為全球首例中國境外新冠肺炎死亡個案國家！

自疫情爆發以來，菲律賓政府歷經多次、隨疫情起伏而鬆緊調整的封鎖措施，始終未能將疫情維持在可控制範圍內。截至 2021 年 7 月上旬，菲律賓的新冠肺炎確診人數約一百四十五萬，往生人數約兩萬五千人。總計完成第一劑新冠肺炎疫苗接種人數不到菲國總人口數一成，而完整接種兩劑的人更不到總人口 3％。菲國專家甚至警告，若政府再行放寬防疫措施，菲律賓可能會是下一個印度！

為防堵疫情，菲國政府不得不採取封鎖禁令。包括首都

馬尼拉所在的呂宋島等島群，2020 年 3 月中旬起宣布全境封鎖，各行各業停工、民眾限制外出。一再封鎖，讓菲國原本存在的貧窮問題更趨嚴峻，甚至造成許多貧窮人家有斷炊之虞。

救急物資　助九萬貧戶

慈濟志工就地募集愛心、緊急採購為貧民發放米糧。在計順市、馬利僅那市，每戶領到二十五公斤大米，足夠安度一個月。

在奧莫克大愛村，為了緩解一千五百戶村民的生活困境，村中慈青志工提前製作布口罩，及時於逐戶發放米糧時一併送出，沉甸甸的大米讓村民一掃愁顏。

慈濟菲律賓分會的紓困發放，陸續為大馬尼拉區、獨魯萬、帕洛、奧莫克、宿務、保和島、三寶顏及納卯等地貧戶，提供每戶二十五公斤大米應急，截至 4 月底共有六萬三千二百戶受益，而後續亦將援助更多需要的鄉親。

封鎖令下，進出馬尼拉大都會的國內陸、海、空運暫停，原本繁忙的馬尼拉港，馬路空蕩。港口附近的敦洛區（Tondo），4 月中旬發生兩起社區大火，造成一千三百

多個家庭無家可歸。收容中心人滿為患，但幾乎沒人戴口罩；還有許多受災戶進不了收容中心，帶著僅剩的家當露宿路邊。

因為疫情封城，居民被要求在家防疫，卻遭遇祝融，失去了「家」，進退失據。4 月 22 日，志工在收容中心所在的體育場進行發放；除了往日火災會發放的鍋碗餐具、草蓆寢具等用品，每戶並領到十公斤大米與口罩。

封城發放　難行路能行

隨著疫情緊張，自 3 月中旬開始，菲律賓政府接連宣布馬尼拉封城、隔日封鎖呂宋島，所有住戶居家避疫，每天每戶只允許一人出門購買食物和生活必需品，全國並進入為期六個月的災難狀態。涵蓋首都與周遭十六個城市在內的大馬尼拉地區，一千兩百萬人口頓時困居家中。

馬尼拉有百萬人口居住在貧民區，居民無法出門打工，便會斷糧；政府雖有發放每戶五公斤大米，但濟助進度無法同時普及廣大貧戶人口。慈濟志工隨即募心募愛購買大米，希望幫助貧民度過封城時期；從 3 月中旬至 5 月初，已在全國發放了六萬五千戶，並克服萬難，摸索出一套封

城期間的發放方式。

「疫情期間，碰到許多前所未有的困難！」慈濟菲律賓分會執行長楊國英說到，「百業停工，短時間內何處採購數萬包米？社區隔離、禁止集會，如何發放？政府規定六十歲以上長者不准外出，資深志工被禁足，發放人手缺乏……」楊國英日夜電話不停聯絡，尋找供應商與物資運輸；同時間，承擔大米發放協調的李偉嵩，在各區選定負責人後，讓志工們分別與當區政府、里長辦公室等單位聯繫發放細節、取得戶數名單。

許多里長不讓居民出門，一來是深怕群聚，再者擔心他們輕忽疫情、不執行戴口罩保持社交距離等措施。志工為了防疫安全，再三確認細節，要求鄉親必須戴口罩、保持安全距離排隊領米，同時簡化領取流程，讓彼此可以全程零接觸。

第一天在計順市（Quezon City）沓沓倫里（Barangay Tatalon）的發放，即因為有人不遵守秩序造成騷動，發放一度中止；第二天，居民了解到，只要保持安全距離、遵守秩序，一定領得到米，在軍警協助下排起長長的隊伍。

沓沓倫里發放順利進行，志工將發放經驗應用到馬尼拉

與周邊的計順市、馬利僅那市以及中部宿霧、南部三寶顏等地，大米扶貧發放由各地志工一次次克服困難、接力展開。

克難發放　付出不會累

在馬利僅那市的巴盧巴安置區（Balubad Settlement），志工協調里長安排四部小卡車，將大米載到巷子口。「慈濟要發米了，請你們走出家門，坐在門口，每戶只需要一個人出來！」

志工拿著麥克風擴音，居民拿出自家的椅子，排列好一定的安全距離，坐著聽志工分享後，每戶椅子上的人依序站起，一批批走到巷口小卡車，憑發放單與通行證領米，每包二十五公斤，足夠一戶一個月的糧食。

每一場都有軍警協助維護安全，居民連日沒有收入、急需糧食支援，許多人用自製的海報貼在椅子上或柱子上表達感謝。有一位婦女，連夜將蓋窗戶的塑膠布拆下，寫著「THANK YOU TZUCHI」掛在身上，歡喜搬回大米。

計順市西提帕勇社區（Sitio-Payong），平日就是最貧困的地區，志工莊黎媛是這區發放的主要負責人。她已超

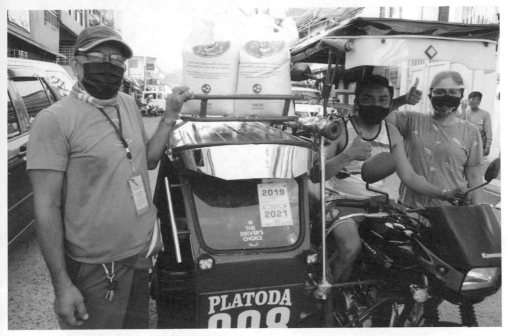

受疫情影響，菲律賓許多三輪車駕駛收入減少，生活困難，志工為他們發放生活物資（上），亦對吉普尼司機進行發放，紓解難關。（攝影／上：Tamaica Digo；下：Jennylyn Sy Lao）

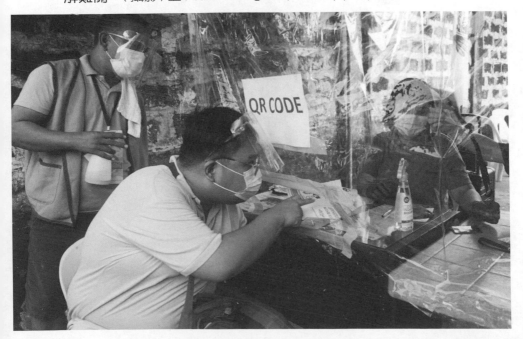

過六十歲，當地政府雖然特准她為了濟貧外出，但家人非常反對，大兒子甚至與她起了爭執。莊黎媛明白家人的擔心，想盡辦法說服，最後對大兒子黃書正說：「如果你真的不放心，就跟我一起去現場看著吧！」於是當天發放現場多了一位年輕志工。當天發放結束，黃書正說：「明天還是會陪媽媽一起來！」

雖然發放流程簡化，但啟發愛心與勸素不能少，志工蔡昇航對著鄉親表達上人對他們的關懷，以及因有慈濟人募愛心，才有今日的大米；「請大家將愛傳出去，如有鄰居沒領到米，也請分一些幫忙鄰居！」這句話讓鄉親們感動認同，點頭鼓掌。

海燕過後　愛一直都在

位於萊特島（Leyte）上的奧莫克市，在禁令下同樣實施社區隔離、停班停課、關閉邊境，禁止進出該區。4月底，奧莫克市政府把國家住房局新建、尚未入住的國宅改成「新冠肺炎隔離設施」；慈濟接獲求助，提供一百張多功能福慧床，讓疑似病患休憩使用。

「七年前海燕風災，慈濟是第一個來奧莫克救援的團

體，提供的幫助最多！」奧莫克副市長樂新說，海燕風災之後，奧莫克發生過地震，還有今年的新冠肺炎疫情，慈濟都持續伸出援手。

4 月間，慈濟克服國際運輸困難，自海外運來醫護物資送抵馬尼拉，月底迅速分送至幾個城市，其中包含奧莫克。

疫情期間馳援防護物資，守護九十二所醫院醫護與防疫人員的健康，大米扶貧在各地志工的堅持不懈下持續進行，估計 5 月底能令九萬戶受惠。

疫情持續　慈濟愛不斷

8 月起，菲律賓慈濟志工為疫情限令下一切停擺、生活無著的吉普尼、三輪車司機發放紓困，連續三個月提供物資補助；從呂宋島往南一直到民答那峨島各城市與離島貧困戶，截至 10 月上旬已有超過二萬五千戶得到幫助。

每場發放對象動輒近千人，志工遵守防疫規定，克服困難，蒐集、建檔受助名單，現場以二維條碼確認身分並嚴格執行安全距離。

因為餐廳仍禁止營業，為了幫助菜農，志工自掏腰包購

買五千公斤蔬果，在安蒂波洛市發放時致贈蔬果給一千多位司機；每人除了領取到二十公斤米與油、醋、糖、鹽、麵條、肥皂等，還有茄子、匏瓜、玉米、南瓜……物資多到扛不動，但人人歡喜，這個月家人不會挨餓了，農民也終於得到這一季耕種的收入。

8月中旬，慈濟菲律賓分會展開新冠肺炎疫情中長期紓困發放，在萊特省達瑙湖（Lake Danao）、卡南加（Kananga）及奧莫克等三地的大愛村，為生活困難的家庭送上大米、米粉、食用油及肥皂等物資，共一千六百九十六戶受益。

9月初，慈濟菲律賓分會新冠肺炎疫情中期紓困行動，分別在計順市政府及沓沓倫里進行物資發放，幫助吉普尼及三輪車等出租車司機，共二千二百四十九戶受益。

慈濟人醫會承擔疫苗接種工作

2021年，隨著新冠肺炎疫苗的催生與引進，除了已成日常的民生與醫療物資發放援助外，慈濟人也承擔了疫苗接種的工作。

4月，菲律賓慈濟人醫會參與計順市政府新冠肺炎疫

苗接種計畫；23 日，於計順市北大街 SM Sky Dome，為六百五十人施打疫苗。

5 月，菲律賓慈濟人醫會協助政府新冠肺炎疫苗接種計畫，7 日於馬尼拉亞典耀大學（Ateneo de Manila University）為五百人施打疫苗。15 至 21 日在阿拉內塔體育館（Smart Araneta Coliseum）舉辦，首日逾一千人接種疫苗。21 日前往北大街 SM Sky Dome，為六百二十七人施打第二劑疫苗。

儘管截至 7 月上旬，菲國完成第一劑新冠肺炎疫苗接種人數還不到總人口數 10%，而完整接種兩劑的人更不到總人口 3%；然而，它總是一個啟始。期盼在愛與善念相互扶持之下，所有人能挺過疫情。

緬甸發放　為世界米倉送糧

────資料提供：緬甸慈濟志工

防疫政策打擊了觀光、成衣加工和農業三大產業，貧農
再次面對種田卻斷炊的困境。

• • • •

緬甸 2020 年 3 月 23 日出現第一個新冠肺炎確診案例，
疫情逐漸升溫，政府提升各種防疫禁令的同時，國內經濟
也遭受衝擊。政府發放紓困的米糧僅能維繫數日，首都仰
光市近郊村鎮，許多失業及農地欠收的家庭面臨斷炊。

疫情衝擊　貧農斷糧

連續兩年，慈濟致贈稻種、綠豆種給天災下的貧農，
今年疫情期間不忘關心受助村鎮，聯繫村長收集亟需幫
助的家戶名單；擬定發放名冊的同時，實業家林銘慶聯
繫米商、緊急包裝大米，五月七日起陸續於仰光市、東
卦鎮（Thongwa）、卡燕鎮（Khayan）、岱枝鎮（Taik

Kyi）、莫比鎮（Hmaw Bi）、礁旦鎮（Kyauktan）展開大米、食用油發放，預計在五月底雨季開始前，發放一萬餘戶。

大米發放同時在六個地區進行，村長們還記得去年在發放儀式上慈濟人恭敬送出稻種的動作，回到村裡廣播請村民領米，也在擴音器放送：「許多農民在納吉斯風災後受到慈濟人幫忙，證嚴法師告訴他們，點滴的愛要匯聚、幫助更困難的人。我們今天領到的米，也有他們每日存下的愛心。希望度過這次難關，大家也可以日存一把米，讓善心循環！」

封城困頓　人力扛米解圍

新冠肺炎在全球的疫情還沒有趨緩，各地政府也持續祭出管制。緬甸在 8 月底爆發了第二波疫情，政府也實施了嚴格的防疫措施，封城封路，工廠以及商店暫停營業。這也導致許多在城市當散工的鄉親，生活馬上陷入困境。

慈濟在緬甸的紓困發放也已經進入第四梯次，這次預計要在坤仰公鎮這個偏遠鄉村進行發放。但因為交通不便，加上疫情導致封城的關係，外界的志工無法進駐協助，當地志工承擔起責任就近發放，甚至帶著全家人，邀約鄰居

和朋友一起加入，從過往受助的角色變成自助互助。

受限於交通問題，運送大米除了要安排貨車運送、還要通過船運以及人工搬運才能送入村莊。

與當地居民討論後，決定起用人力來搬運，加快速度也避免夜長夢多。大家同心協力、相互幫忙，把一袋袋的大米扛進村裡，大家踩著泥濘路前行，踏上村裡的水泥路才漸漸寬心。

「感恩慈濟能來村裡發放，往常也是這樣扛著物資進村，這點付出不算什麼。」儘管領取物資之前還得先協助搬運，已經對惡劣環境習以為常的當地居民不以為意，只有感恩。

克服地形和人力問題，密切和在地居民聯絡取得共識都不是容易的事情，圓滿這次發放的靈魂人物，就是坤仰公鎮在地的青年密威喬（Myo Wai Kyaw）。

浴火青年重生擔使命　召志工偏鄉發放

2008 年，十三歲的密威喬因為在家挑燈夜讀，站起時撞到油燈而引發火災，自己也被火紋身，傷勢嚴重，灼傷的皮膚開始漸漸潰爛。為了搶救小生命，密威喬被送到仰

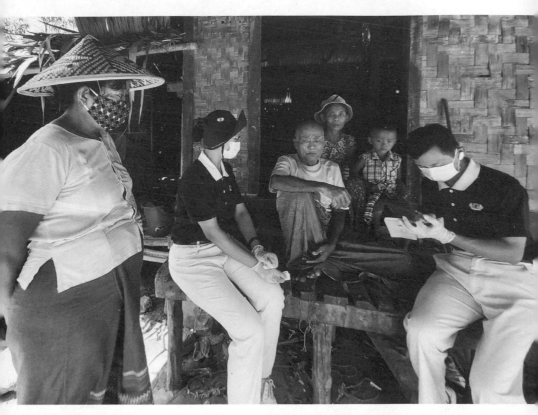

受到疫情影響，緬甸仰光許多弱勢居民面臨斷糧問題。慈濟緬甸聯絡處展開安貧扶困行動，緊急發放物資給予斷炊家庭，並進行訪視，以了解村民現況。（攝影/Yi Mon Thant）

光醫院動手術，並由慈濟承擔所有的醫療費用。出院時，他向上人發願，如果將來上學，一定不辜負大家的期許。

2018 年密威喬參與慈青培訓後，常隨慈濟人下鄉訪視，漸漸的內心變得開朗，開始願意與人交流，不再因為身體和人不一樣而感到自卑自閉，臉上也展現年輕人的陽光笑容。

這次因為疫情的關係，導致封城無法借助外力來進行發放；密威喬當仁不讓扛起承擔。從籌備規劃，招兵買馬，到交通運送，密威喬親力親為。曾經浴火的他，重生後更加茁壯堅強。

為了控制聚眾人數，村長已經提前通知當地居民在家等候，依照名單和時間表來領取大米和食用油。每戶家庭可以領取一袋四十八公斤的大米和一瓶兩公升的食用油，足於他們一個月的溫飽。

密威喬傾全力承擔，全家人都來支持。媽媽多叁叁吳（Daw San San Oo）負責分享慈濟竹筒歲月，分享米撲滿，推動人人落實一把米累積點滴行善助人，讓有意願響應的村民可領取一個米撲滿回家，日行一善，過後再回捐給慈濟去幫助更多需要的人。

由於行動的限制，許多布展物品無法運送到位，發放現場文宣也沒有慈濟 LOGO，密威喬帶了當年出院時志工葉慈靖送給他的上人照片到發放現場。這一張陪伴密威喬走過重生艱辛路途的照片，見證了他從自卑到再次站起的青春，對他來說意義非凡；他把照片掛在發放現場陪伴災民領取物資，希望給鄉親力量度過難關。

　　十二年前，曾經遭受火吻的密威喬，在慈濟協助下重獲新生；十二年後，在密威喬的承擔之下，1157 戶失業家庭得以溫飽。

　　以善念播種，用愛澆灌，扎根重生後，枝葉將更繁盛。

越南弱勢貧上加貧
慈濟發放祝福

————資料提供：越南慈濟志工

疫情反覆，讓越南多省的貧困民眾，生活雪上加霜，慈
濟志工持續做他們最堅實的後盾。

••••

2020 年，時序進入 3 月，原本對新型冠狀病毒肺炎疫
情控制良好的越南，十幾天來持續出現新確診病例。河內
慈濟志工啟動製作布口罩贈送給海陽省盲人協會盲友，另
外越南分會也發起勸素，志工們推出「行動蘋果樹」，希
望人人發願茹素，平平安安。

工廠老闆出人出機器

新冠肺炎爆發以來，亞洲各國莫不嚴陣以待，越南自不
例外。原本越南有十六例確診，陸續治癒出院，社會相對
平靜了一段時間。然而 3 月 6 日，有一例自歐洲歸國的民

眾染疫，卻在河內市區趴趴走，引起民眾恐慌，讓原本早已難求的口罩，需求更加孔急。

河內慈濟志工隨即收集多種市面上，以及在臺灣製作的布口罩進行研究、測試後，決定以靜思精舍製作的口罩版本來製作。此型除可直接使用外，亦可加上內襯防菌片，達到雙重保護作用。

慈濟志工王惟鴻及哥哥共同在當地經營成衣廠，特別出借十部縫紉機、派出縫紉師傅，指導志工縫製口罩。

儘管大部分志工對裁縫車工不熟悉，但有專業師傅細心指導，很快就掌握要訣——「專注」，心、手、眼、腳並用。他們不分白天或晚上來協助製作口罩，加上王惟鴻直接請工廠員工來支援，陸續做出不錯的成品。

防疫實用口罩捐盲友

3 月 10 日，海陽省盲人協會主席范文俊（Phan Van Tuan），聽聞慈濟在製作布口罩，即透過慈濟海陽聯絡點表達，希望能取得二百片供盲友們使用。

海陽省盲人協會自 2003 年起，即與慈濟結下不解之緣。當時在越南工作的慈濟志工林三堂，儘管後來回到臺灣，

仍在 2019 年特地回到海陽，拜會了盲人協會，接引范文俊進一步瞭解慈濟。

此次的捐贈，志工王惟鴻說明布口罩有三層結構，並當場展示中間所夾的一片防菌濾布，是加強防護效果。范文俊主席試戴了後，感到非常滿意。

隔天，盲人協會即刻將口罩分發給盲友青年們於上課時配戴使用，范主席對此感謝不已。

走起推素行動平安樹

防疫，除了布口罩的製作、發送外，越南慈濟志工更長遠地為地球、為人類、為動物「請命」，推動齋戒。

越南慈濟聯絡處除了同步響應臺灣花蓮本會線上勸素行動，製作越文版的勸素表單，獲得超過二百人響應填寫外，更發揮創意，製作「發心蘋果」用以勸素。

志工先用圖像軟體設計「齋戒聚福、消弭疫災」卡片，再以碎布和美工紙拼出「平安樹」，利用舊日曆剪成「蘋果籃」，充分利用二手資源完成移動式「齋戒聚福、消弭疫災平安樹」。

他們進而上街勸素，引導響應茹素的人，從籃中取出

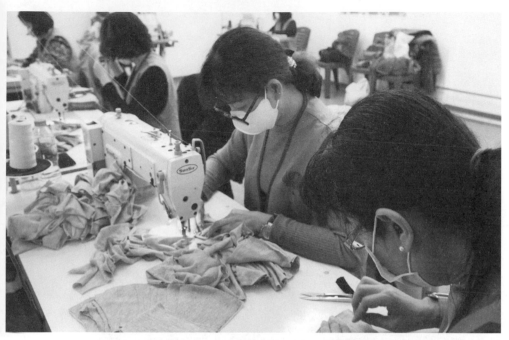

河內慈濟志工王寬鴻師兄響應本會號召，讓成衣廠員工投入製作布口罩。（上）志工並擇縣發放物資，協助長者搬運，幫助貧困民眾度過難關。（攝影／上：林志郎；下：范庭義）

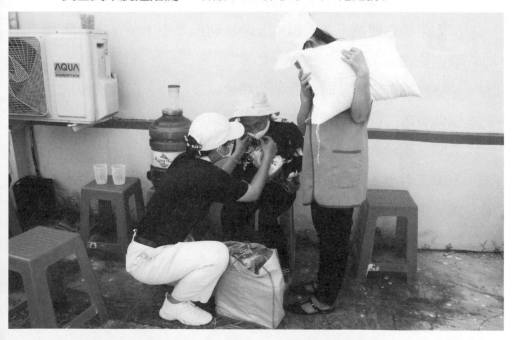

「發心蘋果」卡片，在背面空白處寫上發心茹素的期間和祝福語，祝福自己也祝福疫情快快過去。

志工再走入關懷個案家戶，向照顧戶分享吃素除了不殺生、護生以外，身體還會比較健康，還可積福緣、消弭疫災、人人平安。

越南「疫」解禁　志工發放安貧

2020 年 5 月初，政府一宣布解除外出管制禁令，慈濟志工立即啟動援助計畫，在茶榮市發放五百份安心祝福包，也前往學校送上消毒液和布口罩，讓師生都能安心。

茶榮市友誼協助副主席范氏青平，特地到現場致意：「慈濟的生活包雖然不多，但能及時送到民眾手上，正是他們最需要的。」

發放物資來得及時，當地大學生以及社團，把握機會來協助發放，深受慈濟行儀而感動，陳氏春柳說：「慈濟助人時，小細節都顧及到。」

志工發放五百份的生活包後，也前往當地大學及幼稚園，提供口罩和酒精消毒液，希望能讓師生們安心上課，持續學業不中斷。

校長阮玉永親自接受捐贈，並表達感恩：「這是一個很大的動力，鼓勵老師們完成這學年的任務。」

六歲小志工捐竹筒助人

2021 年 2 月，慈濟越南聯絡處，針對茶榮省七百多戶家庭持續展開紓困發放。現場有一百六十四位志工投入。

準備茶榮省的紓困發放，慈濟志工提前一天抵達當地做準備。這次共計在三個縣，發出超過七百五十份物資，志工遵守政府防疫規定，控制每場近場人數，讓民眾在安全無虞的情況下，領取物資

玄會社人委會副主席黎文十表示：「慈濟基金會今天發的物資，還有發放動線的規畫流程，都設想得很周到，看到老弱者還有志工幫忙扛，你們的用心讓我們很感動。」

這次的紓困，除了物資，還加發一筆生活津貼，讓大家能好好過年，現場民眾無不歡天喜地。

現場志工年紀最小的是六歲的阮南天，跟著母親一起體會助人為樂。阮南天說：「今天我來發竹筒，我自己也有投竹筒存錢，想要幫助那些水災的居民。」

疫情反覆，慈濟志工持續做貧困鄉親最堅實的後盾。

柬埔寨疫情爆發
慈濟與弱勢同舟共濟

—————資料提供：越南慈濟志工

慈濟幫助全球，幫助我們，讓我們的生活好一點；我也
希望付出一點愛心，透過慈濟傳給更需要幫助的人。

• • • •

「我從未想過找回的零錢一百、五百柬幣都可以存，很
多都亂放、亂丟。看看我們大餐剩下的飯菜，回想有多少
人飢餓中，而米撲滿存起來都能助人。」柬埔寨新聞部祕
書長 Chhay ChanrithySolida 在發放現場聽到慈濟的故事和
竹筒歲月的精神，感動之餘，上臺分享自己的看法。

大米扶助殘疾　公主響應

2020 年新冠疫情來勢洶洶，慈濟在各地持續發放，柬
埔寨的援助也進入第二階段，針對貧困居民、學生以及殘
障協會、精神病院等單位扶困，希望一起挺過難關。

疫情期間許多產業受到影響，原本就困頓的殘疾人士，生活更是難以為繼。

殘疾人協會透過福利部向慈濟求援，慈濟決定援助大米等物資三個月，讓他們不致斷炊。

10月11日這天，慈濟進行第二次發放，包含大米、素食麵和口罩等。柬埔寨的皇室諾羅敦珍娜公主從臉書獲悉慈濟將進行發放，主動聯繫慈濟志工希望能親自參加。

這天，新聞部祕書長、婦女部副祕書長、福利局副局長同來共襄盛舉，欣賞視障居民的演出，也參與手語活動；了知慈濟的竹筒歲月故事後，也加入愛心捐輸行列。

「慈濟幫助全球，幫助我們殘疾人，讓我們的生活好一點。我也希望付出一點愛心，透過慈濟傳給更需要幫助的人。」

殘疾人協會員工南占塔樂（Nav Chantharith）即便眼睛看不見，還是希望能付出一點愛，一起奉獻。

來自馬來西亞的范子明，一同參與當天的發放，他表示，「我很感動！這與平常的感恩戶關懷不同，他們都是視障人士，有些四肢殘缺，生活很辛苦。我們一點點的力量能幫助他們，我覺得很好。」

裝設太陽能板　重見光明

除了殘疾人士，有些貧困居民也因疫情，生活雪上加霜，有些甚至家裡沒電，連照明都困難。當地的青年團發現了，向慈濟申請大米發放予桑園縣沙南特高區貧困居民。8月7日，慈濟舉辦第一次發放，共兩百八十五戶受惠，10月3日進行第二波的發放。

為了解決居民們付不出電費、無電可用的問題，志工們也帶來太陽能板，向居民們介紹用途，協助他們安裝。透過太陽能板，可以省更多電費，不用再擔心用電問題。

桑園縣縣長騰速塔（Theng Sothol）也到現場協助，他感謝慈濟的援助，「感謝慈濟常關心貧苦居民的生活。大米與物資可減輕生活負擔，太陽能板產生的太陽能可以減少電費負擔，對居民來說幫助很大。」

沒有物資怎麼打疫苗？慈濟志工前線發放

2021年2月，柬埔寨爆出大規模的社區感染，首都金邊以及周遭地區才剛剛解除封城，旋即又進行分區管制。政府計劃染疫較嚴重的地區居民優先接種疫苗，但受限於

防疫物資不充足，反而增添染疫風險，於是請求慈濟提供防疫物資。

慈濟志工接獲求助後，迅速備齊物資，趕到前線的疫苗施打站發放。

柬埔寨首都金邊的街道進行管制，慈濟志工接獲當地政府請求，先後發放物資給八個疫苗接種站。

「政府發布從 5 月開始，感染比較多的地區居民先行接種。當區的普森芷縣有八個區，酒精、醫療物資及口罩都不足，當晚就向我們提出請求。」

為了讓居民順利接種疫苗，志工們一步一腳印，把物資準時送到各個接種點。

自 2 月 20 日爆發最大規模社區群聚感染後，疫情迅速擴散，防疫物資及醫護人力都缺乏；醫學院學生走到最前線支援，政府也派軍隊到熱區協助接種計畫。這次在接種站接受慈濟捐贈物資的，也包含柬埔寨軍方人員。

「政府有提供物資，但不夠使用；幸好有企業機構尤其慈濟給予幫助，真的減輕了我們的負擔。」支援疫苗接種的的陸軍防空司令部副參謀長博雍相當感謝慈濟；有了充足的防疫物資，投入疫苗接種的任務時能更有保障。

糧食救貧苦　奧援垃圾山

　　柬埔寨的金邊，當地的「垃圾山」。「住在這裡的居民因為孩子多，他們已經沒飯可吃了，你們給的大米很有幫助。」垃圾山管理員坑沙利，述說著垃圾山居民的生活，因為疫情，讓他們原本就不容易的生活，變得更加艱困。

　　此座垃圾山，以往常聚集許多拾荒者前來「尋寶」，而後傳出有拾荒者確診，使得附近居民無法撿回收物賣錢，面臨斷炊窘境。慈濟志工收到管理委員會的求助，立即備妥民生物資前往發放。

　　受到疫情嚴重影響的，不只是垃圾山的居民，還有殘疾人協會，慈濟志工也專程為他們送去新鮮蔬果。

　　「金邊封城後，我們協會裡有些來學習技能的殘疾人，封城後無法工作，沒有收入，就快斷糧，感謝慈濟送食物來。」殘疾人協會會長查度代表協會向慈濟志工表達感謝。新鮮的蔬果對於快要沒東西吃的殘疾人士來說，不只是一份需要，更是困境裡珍貴的希望。疫情逆境，慈濟志工樂做善與愛的舵手，與民眾同舟共濟。

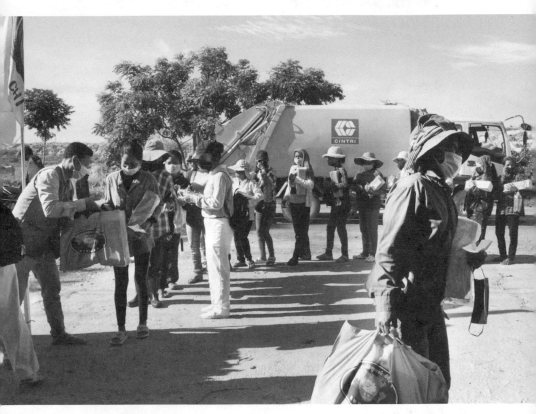

柬埔寨金邊市朗哥區垃圾山，外圍許多居民拾荒為生，受疫情
而更加困頓。慈濟志工前往發放糧食，居民排隊領取，以緩解
目前困境。（攝影 / 黃淑珍）

泰國發放與義診　志工有愛有智慧

————資料提供：泰國慈濟志工

泰國慈濟志工突破困難，在嚴峻的疫情之下發放生活包，
現場井然有序，令前來協助的警察人員讚歎。

••••

泰國 2020 年防疫成績優異，但 2021 年 6 月中起確診
數節節攀升，7 月 9 日通報新增 9276 人確診，達到疫情
爆發以來第二高。總理帕拉育（Prayut Chan-o-cha）稍早
宣布，10 日起對首都曼谷及附近地區實施封鎖，期間禁
止旅行，敦促居家辦公，而大曼谷地區以外民眾也受到
旅行限制。為此，總理帕拉育捐出三個月薪水（約臺幣
三十二萬元）賑濟。

因應新冠疫情對弱勢家庭的衝擊，泰國慈濟志工 2020
年便陸續為弱勢家庭發放生活包。

因應新冠疫情對弱勢家庭的衝擊，泰國慈濟志工 2020
年便陸續為弱勢家庭發放生活包。4 月 25 日在曼谷市廊

卓區舉辦第二場，過程謹守防疫規範，事先就將人潮分流，只要用手機掃描發放單上的 QRCode 就可以確認身分、場次，搭配完善的領取物資流程，居民在最短的時間就能順利領到生活包，而且還貼心安排長者動線……

謹守防疫　送愛如常

整齊排好椅子，拉出安全防疫距離；只開放有發放單的居民進入現場，而且一一量體溫並清潔、消毒雙手……泰國慈濟志工突破困難，在嚴峻的疫情之下發放生活包，現場井然有序，令前來協助的警察人員讚歎：「不僅能減少人潮聚集，更能將物資送給最需要幫助的鄉親。」

打零工幫忙人家清掃房屋的充阿嬤，近期都沒有工作，慈濟的生活包讓她不必再憂慮一家三口的溫飽問題，緊鎖的眉頭也才舒展開來。

這分生活物資除了為居民帶來溫飽，也讓他們有了力量和信心度過難關。宋妮女士一家三戶共十二人，在學校旁賣點心、飲料維生；自政府於 3 月 18 日，宣布緊急關閉所有學校，延至 7 月初開學，讓她完全沒有收入；先生是建築工人，疫情發生，工作也停擺。

「每天看到現金日益減少很擔憂。因為要等到學校開學後，才能正常工作！」領到物資後，她終於能安心。

看著領到生活包的居民一掃憂苦，展露笑容，曼谷市廊卓區蘭帕其（Lam Phak chi）警察局局長，滿心感動：「謝謝你們臺灣人對我們泰國這麼好！」

這分愛也牽動更多人主動投入，廊卓區人民安全部義工帶著一群當地民眾，在發放現場合力搬運物資，幫忙打包。來領物資的居民緹達女士，留在現場協助補貨，她說：「我要以行動來回饋，把慈濟給的愛再傳出去。」

網路預約分流　克難重啟難民義診

泰國慈濟志工每個月與難民的醫療相約，因 3 月到 7 月受到新冠肺炎疫情影響暫時停止難民義診；8 月疫情緩解，2020 年首次於 8 月 30 日重新啟動。慈濟泰國分會除了診療區、醫療補助，還安排義剪、幼教照護、泰式按摩及家鄉料理等區，緩解就診病人及家屬的壓力。

3 月到 6 月下旬，泰國疫情緊張，政府向人民宣導減少外出，人與人之間要保持社交距離，泰國慈濟志工利用網路科技幫助難民得到醫療服務，志工們讓難民透過網路註

冊，再將其所需要的藥物送到難民手上。

慈濟志工王鐘賢表示，疫情期間雖然暫停義診，但服務難民就醫一直持續進行中；「6月下旬泰國疫情好轉時，分會已開放難民網路報名，加上配合醫院的就診數，一天約十到二十人，分別帶難民到醫院接受治療服務。」

8月上旬，志工們主動與龍仔厝府曼飄醫院聯繫，於8月30日啟動疫情後的首次義診，此次主要是照護慢性病患者，但礙於設備不足的規範下，排除了牙醫、發燒、感冒者，為了避免當日人潮擁擠，事前規劃網路報名，人數上配合醫院的規範，病人數限制三百人以內。

醫師看診　緩解病人壓力

早上八點不到，醫護人員及志工已經準備就緒，有的在診間、有的搬東西、有的辦理報到，許多以工代賑的國際翻譯人員穿梭於各區之間幫忙引導。此次超前部署、人數分流，讓醫師的看診多出了一些時間可以關心病人。

一個辦公室劃分三個診間，診間之間則用白色布簾隔開，雖然布置簡單，但仍讓病人保有隱私。門口邊有護士及翻譯人員，病人則坐在椅子區排隊依序等候，病人看診

後，拿著醫師開的處方到領藥區領藥。

午餐時間，等待領藥的人漸多了，藥劑師忙碌地為病人準備藥包。其中，一位來自巴基斯坦的難民賈偉（JAWED），遞上醫師處方。在椅子上等候時，他告訴志工說：他坐捷運再由慈濟安排的接駁車來到這裡看病要花一個多小時，今天很高興能看到醫師，讓他安心了不少，減少他許多看病壓力。

他是腎結石患者，到慈濟舉辦的義診看病已經一年多了；這樣的藥在外面很昂貴，而且不能停藥，尤其在疫情期間志工還幫忙拿藥給他，解決了他醫藥費用及無法外出的困難。他覺得工作人員及志工在幫助他們時，用尊重的態度和真誠的心對待他們，讓他很感動。領到藥後即將賦歸的他告訴志工：「現在他接受別人的幫助，希望以後他有能力時也可以幫助別人。」

從 3 月到 8 月的超前部署，提供難民網路服務，有的志工幫忙拿藥送藥、有的志工帶病人到醫院看醫師、還有人幫忙醫療補助申請和網路門診註冊等，志工王鐘賢感恩志工們齊力付出，終於順利為二百三十九位國際難民完成醫療服務，他期望未來能為更多難民提供更多的幫助。

臺灣

2020 年相對平靜的臺灣，忽然於今年 5 月突發；
所幸，全體國民頗為自制、配合、互助……

「罩」顧健康
巧藝志工布口罩 DIY 教學
————資料提供：慈濟基金會公傳處、人文真善美志工

有一群來自各界的年輕人加入慈濟志工的行列，青銀共製布口罩，傳達「罩」顧健康自己就可以動手做。

••••

新冠肺炎疫情險峻，戴口罩儼然成為全民最基本的防疫共識。其實，透過自製「布口罩」，不但可重複使用，更能將醫療級口罩留給第一線防疫、醫護人員。

布口罩防飛沫　巧藝志工教自製

當初口罩不足時，為將醫療級口罩留給需要的人，讓及非防疫第一線人員有充足的防疫口罩可使用，慈濟透過全臺各地巧藝志工進行「布口罩製作教學」。

2020 年 2 月 15 日，在慈濟雙和靜思堂，有一群來自各界的年輕人加入慈濟志工的行列，青銀共製布口罩，傳達

「罩」顧健康自己就可以動手做。

中央流行疫情指揮中心曾多次呼籲，「2019 新型冠狀病毒」主要是透過飛沫感染；民眾若是擔心健康又沒有充足的醫療口罩，選用布質口罩並保持替換洗滌的習慣，也可以阻絕一定比例的飛沫。

慈濟志工在 2 月初，即著手規劃進行自製布口罩，也透過網路宣導獲得各界響應報名。因為受到防疫而延後開學的影響，在雙和靜思堂吸引不少學生主動報名參加，布口罩製作以分工、分組的方式，依照流程 SOP 進行區分為「描圖區」、「燙摺區」、「車縫區」、「翻面修剪區」、「熨燙裝箱區」及「輸送區」。

慈濟基金會表示，民眾在缺少醫療口罩時，在一般日常生活使用布質口罩，也是一種自愛、愛人的行為。同時也請不要忘記，除了使用口罩外，世界衛生組織與衛福部更提醒，「勤洗手」跟「戴口罩」一樣重要。生活習慣做得好，全民防疫更有效。

作醫療後盾　新店巧藝坊縫口罩套

新冠肺炎當初疫情擴散時，臺灣民眾搶買口罩；醫療

口罩吃緊；新店靜思堂巧藝坊因應疫情暫停巧藝布包製作，趕製布口罩。志工陳淑女表示，當醫護人員口罩不足所需，布口罩可以保護醫護行政人員，將醫療口罩留給第一線的醫護人員。

「時間過得很快，SARS 已過了十六年了！」曾參與防SARS 香草包、香草粽製作的曾秀雲師姊想起，SARS 期間，每天也有一、二十位志工，一起製作香草包、香草粽，共做了幾萬個跟大眾結緣與義賣；如今，新冠肺炎肆虐，志工依然挺身守護。

有四十年的縫紉經驗的志工高碧嫦，對布料內行、對縫紉有經驗，所以這次受邀承擔製作教學，她自己先研究並製作了幾種樣本，發覺外層和內襯都用布來做較不透氣；裡襯改用紗布，配戴起來比較舒適。

另外，巧藝志工也設計「口罩外衣」，中間套進醫療口罩。高碧嫦說：「口罩套髒了可以拿下來洗，讓醫療口罩重複使用；有布口罩大家也不會這麼惶恐。」

從 2 月 8 日至 11 日，每天約有三十位志工，共製作了七百個醫療行政人員備用布口罩。接著，他們開始做口罩外衣，延長醫療口罩的使用天數。志工曾秀雲說：「希望

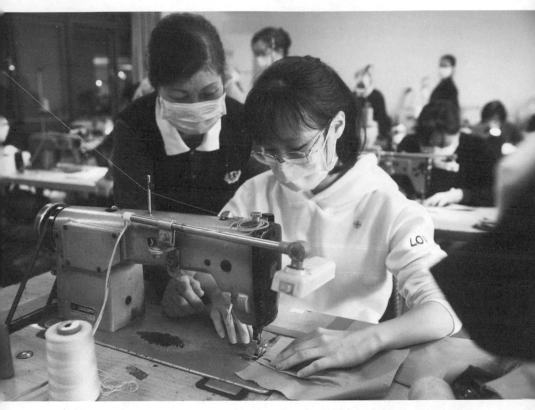

疫情初期因口罩缺乏，慈濟鼓勵使用布口罩，將醫療口罩留給
防疫第一線人員。全臺巧藝志工進行布口罩製作，也有不少各
界年輕人加入志工行列。(攝影 / 林文質)

這次疫情趕快過去，大家都能平平安安。」

用愛罩你　穿鐵衣戴老花不缺席

醫療用口罩於 2020 年初頗為吃緊，慈濟志工啟動布口罩製作，中山聯絡處巧藝坊自 2 月 18 日起也投入口罩套的製作。因布邊沒人車，志工張周梅英，剛剛動了脊椎開刀手術，還在休養中，每天堅持來做半天，下午有人來接手再回去休息。

非常時期，巧藝志工齊力支援，而且有多位銀髮志工。「這邊平車車縫有經驗固定的基本成員都在，有的都已經十幾、二十年了，而且大部分年紀都比我資深，我真的很感恩他們。」主責的志工陳麗珍好感動。

仔細地挑著細白的棉紗布，摺著兩公分的折子，再車起來；志工傅黃富美帶著厚重的老花眼鏡邊車邊說：「車這個很不容易喔！還好師姊安排白色的給我，比較看得清楚。師父說『老了也要發揮良能』，我就還會車，就盡量地車啊！」

長期在巧藝坊付出的志工陳玉霞老菩薩反應，黑色的、滑滑的防水布的洞洞記號看不清楚；於是，志工想出用白

色筆做記號，提升能見度，讓工作現場士氣大振。

　　沒經驗的志工，也把握能付出的機會，志工陳美珠說：「我不會車縫紉機，但是我來就算只有幫忙拆線，將錯誤的線拆掉，也可以讓她們節省時間繼續車，這樣我就很高興了。」

　　每天三十多位不同功能的志工，四天來接力，最後一天整燙成品，完成一千兩百二十九個口罩套，總算完成了第一階段的任務。 志工們如釋重負地交出滿意的成果。

防疫減少外出　提高關懷力度

————撰文：廖哲民（慈濟月刊撰述）

從 2020 年元月下旬臺灣出現首位新冠肺炎本土病例，慈濟防疫行動就不曾停過——援建社區或醫院戶外篩檢站提升快篩量能；提供弱勢學子居家線上學習設備；打包「安心生活箱」協助部分家庭紓困。只要社會有需要，慈濟一直都在。

‥‥

「慈濟的防疫行動，算算超過五百天了，我們沒有停止過。」去年元月 28 日新春大年初四，臺灣出現首例本土案例，慈濟基金會執行長顏博文回憶，從此每天上午在靜思精舍召開「慈濟全球防疫協調總指揮中心」會議迄今，四大志業主管因應全球疫情蔓延、變化滾動式商討應對之道，並陸續針對臺灣口罩緊缺製作布口罩應急、提供居家隔離者安心祝福包、補助受疫情影響的家庭或學子等。

由於臺灣防疫得宜，去年疫情相對穩定，全球慈濟人動員資源和能量幫助海外疫情最重災區。直到今年 5 月臺灣

疫情轉趨嚴峻，慈濟將焦點轉回，每天上午八點準時連線進行防疫會議，日日有所行動。醫護人員的身影在病房或篩檢站奔走，警消及國軍擔起維護社會安全的重責，不分晝夜值勤，慈濟志工以精簡人力馳援第一線防疫人員及弱勢族群，遵守聚眾人數限制，一波波供應防護裝備、生活物資、致贈急難救助金等。

長期關懷社區員警的志工翁千惠分享，雖然待在家防疫，但不應該一直活在恐懼中，而是要轉念：「自己可以做什麼？多為社會付出些什麼？」於是她主動詢問警消需求，並且整合「慈濟警察消防暨眷屬聯誼會」資源，召集少數人力遵守防疫政策，戴上面罩、口罩做好防護，以專車將防疫必備物資運送給前線人員。

雪中送炭補不足

針對慈濟長期照顧的弱勢家庭，除非發生迫切需要，志工原則上改為電話關懷；僅北區部分，志工在 5 月中下旬就撥出五千多通問候電話。此外，高雄製作防護面罩的地點，彈性由靜思堂轉換為志工自家住宅，一切「愛的行動」在無常下，依然如常地「讓愛傳出去」。

防疫政策規定餐廳停止內用、全數改為外帶，志工與理念契合的餐廳合作製作愛心餐盒持續推素。臺北市慈濟志工紀雅瑩說明，為了鼓勵第一線「戰『疫』部隊」，他們與慈友會、北區慈濟榮董團隊集資與有意願的餐廳洽談合作，連續十四天免費為辛苦的防疫人員送上便當。位於臺北東區的一間餐廳顧問即分享：「期望充滿植物性飲食力量的餐點，能帶給大家滿滿元氣與活力。」

　　紀雅瑩有感而發地說，看到穿著全套防護裝備的醫護人員長時間工作，飲食無法正常也難以如廁；「一個起心動念：『我們能為他們做什麼？』就是讓他們卸下『戰袍』時馬上有東西可以吃。」她也希望，在帶動茹素護生時，讓人人的愛心湧入，虔誠祈求疫情早日消弭。

　　各縣市員警忙於協助疫調、勸導民眾戴口罩，還有日常的取締、巡邏、處理交通事故或治安案件，常得近距離接觸不特定大眾，染疫風險高，志工旋即送上防護衣、手套、酒精等，提供他們在值勤時能夠多一層安心。

　　全臺需要篩檢的人數激增，各地檢驗站量能出現不足，地方政府紛紛提出增設組合屋篩檢站的需求。慈濟仔細評估場地大小，迅速找廠商量身訂做出適合的篩檢站。統計

至 6 月中旬，已陸續在十一個縣市搭建二十五座。

在臺北市聯合醫院陽明院區援建的組合屋；是有二十四坪大小的高規格篩檢站，還包括有等候區、停留觀察區等。負責這項工程的慈濟基金會營建處專員鄧乃仁說，雖然廠商人力短缺，但知道社會的需要，為了趕快搭建供應，連日加緊速度叫料、進貨、加班組裝。

同時間，慈濟也在臺南協助搭建篩檢站，營建處和施工人員冒雨在五天內，完成位於新化體育公園及臺南松柏育樂中心停車場外的兩座組合屋，供臺南市衛生局使用。

弱勢家庭有幫手

5 月 15 日雙北疫情升至三級警戒，呼籲民眾減少外出；新北市社會局考量弱勢族群外出採購不便、甚至失去收入，於是在第一時間聯繫慈濟，討論社福中心所需的物資需求。慈濟立即啟動採購，並在四小時內打包、裝箱完成，在五天內就將一箱箱裝有香積麵、餅乾、《靜思語》等多達十多樣資糧的「安心生活箱」，及每戶十公斤白米往北輸送，運達新北市三重區社福中心等地，並由社會局社工人員負責發送給轄內弱勢家庭。

新北市政府社會局專委黃逢明感動地分享，每個安心生活箱都悄悄改寫了一個家庭原本的故事；黃逢明也深信，一線的社工員發送每個安心生活箱，都確確實實地改善了一戶戶困難家庭。疫情嚴峻下，政府與民間的攜手合作及對服務弱勢的堅定，是他認為最感動的事。

教育部宣布，5 月 19 日起全臺全面停課不停學。慈濟志工電話關懷後，發現許多低收入家庭學子沒有電腦設備無法線上學習，甚至只能以小小的手機螢幕參與課程，非常吃力；因此在志工與慈濟社工人員實際評估後，決定補助購置筆電的費用。

而不少新住民、隔代教養家庭經濟受到衝擊，無法適時提供孩子學習資源，志工整理自己家中舊筆電，可快速捐給需要的關懷戶子女，且協助申請補助，安裝為期三個月的寬頻網路，讓孩子安心就學。

另外，長期關注教育議題的臺大電機系教授葉丙成與團隊發現，疫情間全臺有近兩萬名弱勢學生在家無法上網，於是便與慈濟合作，尋找 4G 網路分享器資源，過程中包括旅遊業者 KKday 及 jetfi 桔豐科技公司一起協助；慈濟匯集一萬五千個分享器並租用兩個月，六月七日緊急寄送

給各縣市教育局，無償提供弱勢家庭所需，讓學童們有更順暢的線上學習環境。

三級警戒延長至 6 月底，考量到即將迎來兩個月的暑假，期間孩子們「停課不停餐」，慈濟 6 月 11 日先與基隆市政府合作，預計提供基隆市兩千餘個弱勢家庭「安心寶飽箱」及「健康蔬果箱」。「安心寶飽箱」物資與「安心祝福箱」類似，「健康蔬果箱」則將就地採購、照顧當地農民，7 月、8 月會各配送一次。

「我收到不少人詢問：這波疫情中，慈濟在哪裡？我回答，慈濟一直都在，而且是手停不下來、人也忙不過來。」顏博文說，防疫與紓困持續中，期間為弱勢族群準備的「安心生活箱」、為居家隔離者送上的「安心祝福包」，從物資調度到打包都是大工程，此時志工無法動員，沉重的打包工作，多數由靜思精舍常住師父及花蓮本會同仁承擔，「靜思精舍真的是全球慈濟人的後盾！」

顏博文表示，慈濟實在地做事，堅持信己無私、堅持信人有愛、堅持希望。「6 月中旬統計，慈濟捐贈的防疫及紓困物資已經超過二百多萬件；這個數字可以告訴我們，只要疫情沒有減緩，慈濟的防疫援助行動不會中止！」

力挺波麗士大人與勇消

————資料提供：大愛新聞、TCnews 新聞中心

疫情之下，警消人員接觸工作量大增，也暴露在未知的風險之下，急缺防護裝備……

. . . .

「這次臺灣遇到新一波的疫情挑戰，我第一時間就感受到慈濟的溫暖，這五十五周年的祈福信，我會把它放在心上，謝謝上人的祝福。」面對洶湧而來的疫情，桃園市長鄭文燦握著證嚴上人的祈福信，心生起了力量。

防疫缺面罩　桃警先想到慈濟

炎炎夏日，沿著街頭開單勸導民眾戴口罩，遵守規範勿群聚。疫情之下，警消人員接觸工作量大增，也暴露在未知的風險之下，急缺防護裝備。

疫情緊繃，2021 年 5 月 16 日慈濟捐贈一千五百個防護面罩給桃園市警局，讓基層員警執勤更安心，同時致予桃

園市長鄭文燦，上人的感恩祝福信。

「在今天有接獲基層的人員，他們在與民眾接觸的時候，會有防疫跟防護補充物資的需求，有跟我們尋求資源。」慈濟志工夏萍蓮表示，配合防疫員警的勤務也相對增加，暴露在風險中的機會也隨之升高，所以接獲需求就趕緊清點物資送過來，希望能提升員警在執勤時的防疫等級。

2021 年 1 月底衛福部發生新冠疫情院內感染事件時，慈濟也是及時送來物資；如今疫情再起，第一個就想到再請求慈濟支援。慈濟的力挺，桃園市長鄭文燦連聲感謝，表示會將慈濟的祝福放在心上。

聯華電子公司也愛心捐贈八十萬雙無塵手套，委由慈濟協助統整分發。愛心來得及時，慈濟慈善基金會執行長顏博文，表達感恩：「這個是使用在電子產品製造的過程，這個手套本身是非常乾淨的，它的清潔度跟安全性是沒有問題，警消人員也覺得這個是符合他們的需要。」

防疫殺菌通道　守護第一線員警

國內新冠疫情嚴峻，雙北市生活圈首當其衝，站在第一

線執行防疫工作的員警，面臨染疫高風險。臺北市政府警察局保安警察大隊因擔服市政府安心檢疫所及加強版防疫專賣旅館的維安勤務，必須協助安置確診者的過程平順及維護醫護人員的安全，「清消作業」顯得格外重要。

為了讓員警能多一層保護，在慈濟基金會及民間企業的捐贈與贊助下，提供了保安警察大隊大型的「防疫殺菌通道」，讓員警於執行檢疫所等勤務結束時，都能先經過「防疫殺菌通道」全身噴霧殺菌後再進入駐地，經過「歸零的清消作業」降低感染風險。

保安警察大隊表示，此次裝設的「防疫殺菌通道」，是由台普國際事業有限公司及上億國際資源開發有限公司共同以超優惠價格贊助並完成安裝，經慈濟基金會松山慈警會林雪英等師兄師姊的熱心捐贈，共同圓滿此義舉。

慈濟基金會捐贈保安警察大隊「防疫殺菌通道」及「防疫面罩」，透過實際行動做警察的堅強後盾，祈望在檢疫所擔服高風險勤務的員警，能有更好的防疫裝備，都能更有效地保護好自己及家人。唯有做好防護措施，才能降低染疫風險，希望每個人都能挺過疫情難關。

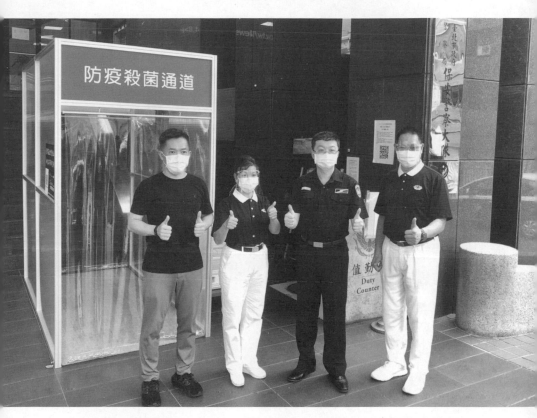

慈濟志工協同廠商，捐贈防疫殺菌通道給臺北市政府警察局保安大隊，讓辛苦的防疫第一線的警察人員執勤後回到單位時，便於先行做好消毒流程。（圖片／蔡明鴻提供）

防護隔離罩　守護一線消防救護

　　關懷消防救護人員在救護傷患病患的防護，慈濟基金會特別提供全臺十四縣市消防局「防護隔離罩」供第一線消防救護人員使用，期望從源頭端保障救護人員。

　　防護隔離罩的應用，是提供救護人員在運送傳染性呼吸道疾病患者使用，主要開發者是身兼花蓮救護義消副大隊長的花蓮慈院急診部賴佩芳醫師。賴佩芳醫師表示，使用防疫隔離罩除了可以落實救護及醫護團隊的自身防護，同時提供患者多一層防護，也能減少在搬運及運送過程中發生患者飛沫噴濺的風險。

　　這款防護隔離罩預留呼吸管道與自動心肺復甦機（LUCAS）的空間，只需要不到一分鐘的架設，救護隊員就可以在使用防疫罩的同時，進行所有原本應該進行的救護作業。賴佩芳醫師也特別說明，防護隔離罩雖然是單次使用拋棄式設計，但是採用可回收材質製作，兼顧環保。

　　繼臺東消防局、花蓮消防局之後，苗栗縣、臺中市、彰化縣、南投縣、雲林縣、嘉義縣、嘉義市、臺南市、宜蘭縣、基隆市、桃園市、高雄市等縣市消防局登提出申請需

求，並於近日內陸續寄送到當地消防局供第一線消防救護人員救護時使用。

挺第一線警消　慈濟捐物資交內政部

6月2日，慈濟慈善事業基金會捐贈給第一線防疫人員物資，上午十點半透過臺北與花蓮視訊連線，由內政部長徐國勇代表接受，慈濟基金會顏博文執行長特別感恩第一線人員的辛勞。

慈濟捐贈物資包含防護面罩三萬片，還有保健類的淨斯本草飲、中美製藥提供的紫錐花膠囊兩千盒，以及可沖泡即食的十全食補鍋冬粉、珍菇酸菜鍋冬粉各三萬袋、營養餅乾三萬份，讓防疫人員能在有限的時間補充體力。

5月本土疫情升溫，慈濟慈善事業基金會自2021年初到5月31日前已提供防疫第一線人員包含防護面罩、防護手套、N95口罩、防護衣等近九十六萬件防疫物資，醫療防疫物資包含製氧機、呼吸器、快篩試劑等，另外協助部分縣市架設篩檢站。

徐國勇表示，警察、消防、移民及空勤等許多同仁，都是站在防疫第一線的人員，非常感謝慈濟主動捐贈各類防

疫物資給政府，協助守護第一線防疫人員。這次疫情再次讓我們見證到，不論是企業界、宗教界等，均努力透過自身的力量及方式，支持政府防疫。

疫情嚴峻時刻，慈濟加碼捐贈各類物資，全力協助守護第一線防疫人員，以正面力量與大家一同對抗疫情。

特急件！分局長沖泡本草飲護同仁

「特急件！今天拿到（本草飲），馬上送到花蓮分局！」慈濟志工許志賢代表致贈本草飲給花蓮分局，口罩底下透出的笑意中，滿是關懷與愛。

端午節連假期間，警方針對人群易聚集的地方加強巡邏、宣導，避免防疫破口。為了關懷員警健康，由花蓮慈濟志工於 6 月 13 日前往花蓮分局贈送五十包淨斯本草飲，希望藉由花蓮慈院研發的中醫配方，增強員警免疫力。

淨斯本草飲由花蓮慈濟醫院中醫團隊研發，以艾葉、魚針草、麥門冬、魚腥草、桔梗、甘草、紫蘇葉、菊花等臺灣本土中藥草，能清潤、散寒、宣肺化痰、利濕清熱，經研究證實可提升對新冠病毒防護力，日前以藥粉型態「淨斯本草飲濃縮散」取得了衛福部外銷專用許可證。

花蓮分局郝心誠分局長表示：「今天要代表花蓮分局所有同仁感恩證嚴法師與慈濟人、慈濟醫院，提供警察同仁本草飲，平時可以讓同仁保健，也可以在對付疫情期間增加抵抗力。感恩慈濟的大愛奉獻給警察同仁，警察同仁也會持續將我們的愛奉獻給社會，期許警民同心對抗疫情，讓社會盡早恢復平順。」

　　郝心誠分局長感恩警察同仁，親自沖泡本草飲給同仁喝。郝心誠說：「本草飲將分享給分局所有警察同仁，包含八個駐外派出所，讓同仁飲用，增強防護力。」

安心祝福　關懷弱勢鄉親

———資料提供：慈濟基金會、大愛新聞

新冠疫情爆發以來，許多民眾收入減少，家庭生活步調大亂。慈濟協同公家單位，為弱勢送上安心物資與祝福。

‥‥‥‥

新冠肺炎疫情，造成許多民眾必須居家自主隔離、檢疫及自主健康管理，各縣市政府啟動關懷服務。

慈濟安心祝福包　關心各縣市居家檢疫者

繼臺南市政府結合慈濟基金會，強化受隔離者的心靈及精神關懷後，慈濟將關懷層面擴及其他縣市，準備「安心祝福包」，傳達關懷與感恩。

安心祝福包內有營食品、保健品、及心靈祝福品等三大品項共七項物資。營養品含五穀粉一大包、香積飯一袋及淨斯口糧一盒；保健品則是提升免疫力的保健品一盒；另外還有靜思語或證嚴上人著書一本、愛心祝福卡和平安吊

飾各一只，希望能給予人心正面力量，提升心靈免疫力。

「安心祝福包」代表全球慈濟人的關懷與祝福；各地慈濟志工，合眾人之力、用愛打包，除了有形的物資，打包的同時，也用一份虔誠祝福的心，將愛與關懷包進去，希望能膚慰居家檢疫及隔離者不安的心。

療養院防疫請求　慈濟三小時完成

疫情持續期間，慈濟基金會配合政府規定，嚴守社區防疫及保護大眾健康，公告全臺之靜思堂及環保站、環保點暫停對外活動，環保站點並暫停接受資源回收物。

即使停止會所的活動，愛的精神仍然不會止息，針對許多單位提出的需求，慈濟基金會仍然盡力張羅，做第一線的堅強後盾。例如，5 月 16 日中午，慈濟臺北分會接獲雙北地區某療養單位請求，希望將部分病人移到較空曠、通風的院區室內空間，但部分院民卻因為病床無法搬出，希望慈濟能夠協助，以福慧床緊急安置療養院民。

秉持著「同心共濟弭災疫」的精神，在接獲通報後，慈濟基金會立即匯整北部地區福慧床存量，確認可立即調撥五十五床提供給該療養單位。在慈濟臺北分會職工及志工

協助下，下午三點就緊急將五十五床送往該療養院；療養院院長帶著同仁接應，並聽取志工解說福慧床使用功能與收納方式，在院區同仁與志工同心協力的佈置完成。

快馬張羅，只盼療養院的院民們在防疫期間，能在安全的環境之下，安住身心。

愛心祝福　疼惜街友助防疫

新冠肺炎疫情期間，大家避免群聚，減少上街來降低染疫的風險；無家可歸的街友，卻可能因此成為防疫破口。慈濟亦對街友伸援。

例如，為了防止疫情傳遞，也關懷街友的身體狀況，臺中市社會局請求慈濟協助；志工們收到消息之後，立即啟動打包作業。

關心街友健康，防疫包裡物資齊全，包括口罩、酒精擦、乾洗手、肥皂還有環保碗、福慧珍粥、香積麵等，加上證嚴上人慰問信，總共十一樣物資，共準備三百份。

臺中市社會局副局長陳坤皇相當感謝慈濟的援助：「慈濟提供我們物資，也給街友們關懷，也讓街友們願意出來（快篩），不會形成社會的防疫破口。」

陪照顧戶度難關　南高屏發放物資卡

疫情衝擊大，慈濟基金會南部社會福利室預期這波疫情可能產生新貧族，近日整備人力與物資，針對臺南、高雄、屏東地區經濟困頓家庭發放每張一萬元額度的全聯物資卡，鼓勵照顧家庭一次購足民生物品，避免頻繁外出。並在高雄靜思堂戶外設置「社服溫馨小站」，社工員提供資源協助。基金會指出，為避免增加接觸染疫風險，物資卡以郵寄直接寄到案家，少數不便寄送個案才由訪視志工發送，盡可能做到零接觸關懷。

社工與訪視志工也改以視訊訪視或電話聯繫，關懷高雄長青中心委託的二十三個行政區、兩百二十一個里獨居長輩生活，減少群聚風險。

大愛送部落　餐點與物資直達

即使受到新冠肺炎疫情影響，慈濟對於偏鄉部落的關懷依舊持續進行！慈濟基金會與玉里德武苓雅文健站合作，為當地獨居長者送餐服務，目前有四個部落送餐到府服務，都在持續進行。

近日，考量部落生活物資缺乏影響到長者生活，慈濟基金會總務處及慈發處職工，特別於 6 月 28 日送七十箱安心生活箱及口罩七十盒到德武社區，補充防疫物資，也關心居民的生活狀況。

從靜思精舍出發，前往玉里德武苓雅文健站，經過將近兩小時的車程，安心生活箱還有口罩等防疫物資，終於抵達，要透過照服員送到社區長者的家中。

慈濟基金會慈發處專員劉秋伶表示：「愛心送餐服務，在慈濟送出愛心生活箱往玉里的同一時間，照服員還要趕著分裝長者的午餐，目前並沒有受到疫情影響而停止。」

疫情下，送餐也送暖，讓偏鄉部落的長者們備感安心。因為受到疫情影響，獨居長者更需要關懷；部落長者看到慈濟物資送到那一刻，除了感動有人到家關懷外，收到滿滿愛心的物資生活箱更讓長者感動不已。部落阿嬤看到有人來關懷還專程送來物資，很謝謝文健站跟慈濟這樣的照顧老人家，感動落淚。

慈濟攜手十二縣市　限時專送愛

暑假即將開始，偏偏疫情攪局，今年夏天對弱勢家庭來

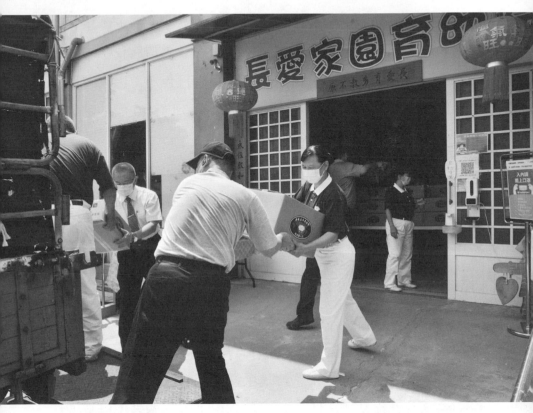

雲林慈濟志工送安心生活箱及健康蔬果箱到長愛家園育幼院，讓育幼院的孩子們吃得健康又營養；物資送抵育幼院，眾人合力卸貨。（攝影／黃淑瑛）

說，日子恐怕不好過。十二個縣市政府，和慈濟基金會合作，暑假期間，為四萬八千多戶家庭，提供兩次生活物資，有新鮮蔬果、和營養乾糧。這項計畫，今天清晨在基隆市起跑，果菜市場動員近百人，協助蔬果打包，更出動三個車隊和團膳業者、近百臺車輛協助配送到 1640 戶弱勢學童家庭。

星期一休市日，基隆果菜市場異常忙碌，凌晨時分，蔬果攤商和工作人分成十組，把十八種新鮮蔬果檢貨包裝、再依行政區擺放。

基隆市長林右昌說：「希望讓基隆的弱勢小朋友，暑假的時候，一樣能在家裡安心地、有好的營養食品可以享用。有超過一百位志工，在這個地方幫忙裝箱，然後輸送。我想，在防疫的期間，其實大愛的傳播更為溫暖。」

這是各縣市政府、和慈濟基金會攜手的營養紓困計畫，配送第一站從基隆起跑。基隆地區出動團膳業者、以及近百輛計程車，小黃不載客，要承擔快遞任務。

慈濟慈善志業發展處社工師陳志明說：「健康蔬果箱，其實有保鮮的問題，所以我們很期待當天就可以配送這些家戶，因此才跟基隆市政府討論，可以嘗試邀請這些計程

車的業者，一起共襄盛舉，而且，這段時間，因為疫情大家比較少出門，也希望透過這個方式，讓計程車業者也有一些收入。」

受贈戶中有一位詹先生，原本擔任房地產仲業，和就讀國一的獨子相依為命；去年罹患鼻咽癌，多次化療體力大不如前，加上疫情衝擊收入銳減。收到了新鮮蔬果、白米、以及淨斯穀粉等乾糧，暫時紓解生活壓力。

近百輛計程車穿梭基隆大街小巷，分三趟配送 1640 份物資，希望暑假期間弱勢家庭飲食上無後顧之憂。這項行動，將會在十二個縣市陸續推展，預計四萬八千七百戶家庭，收到這份限時專送、愛的禮物。

跨界合作
為弱勢孩童打開線上學習視窗
———資料提供：TCnews 新聞中心、大愛新聞

慈濟租用無線 IP 分享器，無償協助弱勢家庭，讓孩子線上學習不卡關！

‧‧‧‧

全臺疫情擴散，教育部祭出「停課不停學」的原則，各縣市學校都改採在家線上學習方式進行教學。雖然能夠減少群聚，阻斷疫情藉由校園擴散，卻也考驗著孩子們家裡軟硬體的設備，對於弱勢生來說，雖然有教育部、縣市教育局處和電信業者提供的 sim 卡，但卻缺少無線分享器，還是沒辦法順暢地進行線上課程。

針對這樣的狀況，慈濟基金會和創辦 PaGamO 線上教育平臺的臺大葉丙成教授與積極聯繫討論，共同思考解決方案，幾經多方努力聯繫與探詢，KKday 酷遊天股份有限公司陳明明董事長以及 jetfi 桔豐科技股份有限公司也共同支

持響應。

在全民共同防疫與支持學童線上學習的理念下，決定採用公益合作模式，以優惠價格提供高品質的無線分享器，由慈濟租借兩個月的方式，6 月 4 日開始匯集各地資源，預計將於 7 日緊急配寄一萬五千個 4G 分享器，供應各縣市教育局之所需，無償協助弱勢家庭，讓學童們有更為順暢的上網與線上學習環境，不因疫情而阻撓了學習。

在嚴峻的疫情下，透過政府與民間的跨界合作，包含慈善、線上教育平臺、旅遊業、科技業共同投入，讓弱勢學童教育學習之路能持續向前！

IP 分享器借用　網路學習不卡關

三級警戒後，來到國小校園，學生歡笑聲不見了，教室變冷清，只有老師繼續教學。

停課不停學，一個多月來，老師繼續當直播主，黑板和粉筆等上課工具，被電腦螢幕取代；只是，學生出席和交作業比率，很難達到百分之百。例如，蔡小妹住山區，雖然學校出借平板電腦，但家裡網路訊號微弱，影響學習進度。

「有時候會聽不到聲音，然後老師已經講下一頁了，可是畫面還是停在那裡。」基隆市華興國小學童蔡小妹說，電腦會受限於網路而延遲，甚至斷線，她告訴前來關心的記者：「就是我會重新掛掉，再重新登入（系統）。」

　　網路不穩讓蔡爺爺擔心起孫女的功課：「有點跟不上人家了，她只能交老師下達的作業啦，要儘量做這個作業。網路（影響）上課上不到，作業也要寫。」

　　解決網路問題，學校提出補救方法，基隆市華興國小校長苗其志說：「因為這樣子受限的話，其實來學校上課我們也都歡迎。」無奈的是，如果又到學校上課，難免擔心防疫不夠完善。

　　網路問題直接影響連線品質，慈濟基金會向廠商租用無線 IP 分享器提供給有需要的學童使用。校長得知後表示感謝：「如果她能夠借用這樣的 Wi-fi 機到家裡面上課，不管是防疫的需求或相關的需求，對學生、對家庭來說，其實都有很大的幫助。」

　　線上教學，似乎成了持久戰；慈濟期盼科技利器幫上忙，讓弱勢學生遠距學習的門檻降到最低。

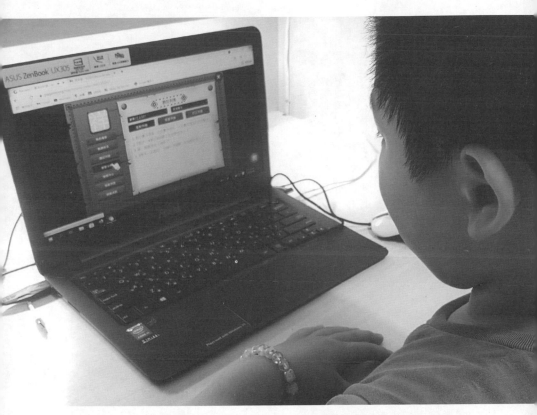

疫情期間，許多學校採用線上學習；慈濟與臺大教授葉丙成共同推動，配送一萬五千個 4G 分享器給各縣市教育局，讓弱勢學童亦能順暢地上網學習。（攝影／張惠翔）

醫心 移疫

臺灣醫療總動員！

我們欠所有專業醫護人員、與長期站在第一線對抗大流行病毒的工作人員們，一個深深的感謝。願我們大家以他們的無私與犧牲做為榜樣，一起攜手度過難關。

‧‧‧‧

先用幾個統計數字說明全球第一線醫護人員在這波疫情中受到的衝擊——

- 2020 年 4 月，依西班牙衛生部 6 日發佈的資料顯示，全國累計確診病例 135032 例，其中有約 19400 名醫護人員，醫護人員占總感染人數的 14.4%。義大利的衛生保健協會在一份聲明中說，已有一萬多名醫護人員感染新冠病毒。
- 2020 年 8 月，已有 922 名美國醫護人員死於新冠肺炎
- 9 月，國際特赦組織表示，全球已有至少七千名醫護人員感染 COVID-19 病歿，其中又以墨西哥最為嚴重，境

內超過一千三百名醫護人員染疫死亡。

- 2021 年 5 月，印度 2020 年有近 750 名醫護人員死亡，在本月的二十五天內，又失去了 116 人。
- 2021 年 7 月，印尼已有逾千名醫護染疫喪生。

第一線醫護的辛勞

自 5 月中旬臺灣單日確診人數不斷創新高，臺灣面臨全球新冠疫情爆發以來最嚴重的局面，病床、醫護、篩檢量、呼吸器不足等醫療議題逐漸浮現檯面。

此外，正值炎熱盛夏的臺灣，對醫護人員莫不是一大考驗。不論是在快篩站、急診室、負壓病房，甚至是防疫旅館的人員，皆須穿著密不透風的防護衣、N95 口罩、手套；而穿脫流程具一套相當嚴謹的 SOP，許多醫護可能大半天都不曾脫下。

全世界有不少醫護於社群媒體分享自己下班後褪去 N95 口罩的樣子，全臉佈滿深紅色的壓痕，好像隨時會滲出血來，可見其壓力與不適。

不透氣的防護衣像是大悶鍋，頂著高溫在快篩站替眾人篩檢、在急診室內醫治病患，防護衣下的身軀早已被汗水

浸溼；與時間賽跑的他們，沒能及時補充水分或營養，因此傳出多起醫護體力不支倒下的消息。

突如其來的確診病患，像抵住全臺咽喉的利刃，此時的防疫作戰不容任何閃失。在醫療量能相當吃緊的情況下，出現救護車找不到醫院收治確診患者、醫護人員不足等棘手問題。

退休醫護挺身而出，英、美等國早有先例。臺北市長柯文哲亦以一句「國家需要你們」，向北市退休醫護發出召集令；短短一天，便有超過一千名退休醫護主動報名，希望能為正處危境的臺灣做點什麼。敏盛醫院副院長江坤俊醫師對此感到相當感動，並於臉書寫下：「沒有辦法，因為他們照顧了一輩子的病人，病人有需要就往前衝，早就已經變成很多醫護的本能。」

力挺醫護人員

根據媒體報導，受到新冠肺炎疫情衝擊，歐洲許多城市居家隔離的民眾每天晚上至少用一分鐘的時間，一起向抗疫人員表達感謝之情。

世界各地有許多人參與「為醫護人員鼓掌」的活動，他

們在自家的門前、陽臺或屋頂上，唱歌、鼓掌、甚至是拿起鍋子和鏟子敲打，發出各種聲音，對前線醫護人員表達感謝及鼓勵。

美國前總統歐巴馬則在個人推特上寫下：「我們欠所有專業醫護人員、與長期站在第一線對抗大流行病毒的工作人員們，一個深深的感謝。他們付出一切，願我們大家以他們的無私與犧牲做為榜樣，一起攜手度過難關。」這也是許多人的心聲。

然而，對於第一線醫護有所排斥的亦所在多有。以臺灣為例，曾有外送員拒絕將餐點送往院內；餐飲顧問工作室因而在網路上號召成立「醫院三餐先鋒隊」為醫護供餐，短短幾天就湧入超過一百八十間餐廳響應。

醫護雖離開崗位皆會確實完成消毒，卻還是會擔心將病毒帶回家中。有些房東便希望醫護搬出，以免影響租金或房價。幸好，許多醫院與旅館盼望能減少醫護的擔憂與再尋找住宿的麻煩，主動提供免費宿舍、優惠住處；更多來自企業與店家的善心湧入，盼望能為醫護加油！

臺灣於 5 月中旬疫情爆發以來，包括慈濟志工在內的臺灣民眾，更是慷慨捐輸各種防疫物資及補充體力的餐點，

力挺防疫最前線的醫護！

由於醫護人員的無私、奉獻，臺灣在去年繳出相當亮眼的防疫成績；此次臺灣身處風暴內，他們仍舊在前線堅守。或許，我們現在能做的是一句感謝、一句鼓勵、一個行動，好好待在家，一起打贏這場戰役，讓臺灣重返過往榮景。

慈濟醫療體系全力以赴

臺灣 5 月以來面對新冠肺炎疫情最大危機，6 月上旬本土確診人數破萬，其中以雙北病例最多，各界擔憂醫療量能無法負荷，社會氣氛恐懼不安。全臺慈濟醫院皆戰戰兢兢，迎戰這一波嚴峻的新冠疫情。

疫情吃緊，中央流行疫情指揮中心不斷要求各大醫院增開病房；臺北慈濟醫院收治確診病患人數全國最多，加上負責的「加強版防疫專責旅館」，收治及照顧人數達六百多人。北慈院長趙有誠表示，使命感所在，會盡力而為，感謝全院醫護及員工盡心盡力、全力以赴，他以大家為榮。

趙有誠說，證嚴上人在疫情期間不斷為第一線醫護人員打氣，「一定要先保護好自己，才能照顧病人。」疫情嚴

峻階段，慈濟志工則是充當全臺慈院乃至各大醫院的後勤部隊，幫忙改建病房、搭建戶外篩檢站，每天幫第一線醫護準備便當點心飲料，讓醫護補充體力、心頭暖暖再上戰場抗疫。

趙有誠說，臺北慈濟醫院努力在做，中央及地方的長官都看到了，不僅肯定北慈努力收治確診病患的人數及品質全國第一，也來電表達感謝與肯定。他承諾，臺北慈濟醫院一定會和全民站在一起，堅守美好家園。這亦是整個慈濟醫療體系所承擔的使命。

搶時間架起保護網

除了醫護人員的前線抗疫，可先行「預敵」及「禦敵」的快篩劑、保健藥方、以及疫苗，亦是慈濟醫療體系努力開發或爭取的項目。

臺灣的「COVID-19 合作平臺」透過定期開會，加快防疫相關研發的腳步。慈濟大學和臺北慈濟醫院是此平臺的成員之一，與中研院吳漢忠研究員、楊安綏研究員合作，於 2020 年 5 月成功開發出新冠肺炎快篩試劑，可精準測出感染者血液中的 IgM 與 IgG 兩種抗體。已提供全臺相關

單位使用。

花蓮慈濟醫院中醫部與心血管暨粒線體相關疾病研究中心，則於 2020 年 12 月 2 日發表中醫藥複方「淨斯本草飲」。經實驗，證實此方可阻斷新冠病毒與細胞的結合，還可降低細胞穿透力，阻斷病毒穿透細胞，優於中國大陸複方及澳洲複方，正在申請專利中。

「2011 年的好萊塢電影《全境擴散》告訴我們，面對全球大流行病，在疫苗獲准上市前就預訂好足夠的疫苗才是最重要的。」這不是影評人的評論，而是出自英國衛生大臣漢考克（Matt Hancock）之口。

然而，據報導，目前全球疫苗的生產及分配存在著極端不公，疫苗多由富裕國家購得，貧窮國家只能等待捐輸。若望全球大流行緩解，疫苗生產及分配的公平正義，是各國必須共同正視的重要課題。

至於臺灣，除了美、日兩國的捐贈，本土疫苗的開發、以及包括慈濟亦參與的進口疫苗採購，正積極進行中。期待疫苗能即時到位，讓臺灣乃至全世界得以「重新開機」。

防患未然

運用快篩劑、保健藥方、疫苗，
先一步察覺及防禦病毒！

開發新冠肺雙抗體檢測試劑

——————資料提供：劉怡均

慈濟大學、中研院和臺北慈濟醫院合作開發新冠肺炎雙抗體檢測試劑，經申請食藥署核可後，已量產並應用於研究及臨床。

••••

對微生物學甚有研究的慈濟大學校長劉怡均，於《經典》雜誌撰文介紹病毒試劑的製造原理。

中研院開發出快篩抗體

劉校長說明，病毒的檢驗最常用的是側流式免疫層析試劑（ateral Immunochromatographic test）快篩法以及即時聚合酶連鎖反應法（RT-PCR）。前者測的是病毒的表面蛋白（抗原），將病毒的抗體固定在一層硝化纖維膜上（Nitrocellulose Membrane），再以奈米級的膠體金（Colloidal Gold）顆粒做為呈色劑，以檢測檢體中是否有欲偵測的病

毒抗原存在，此種快篩檢測時間短，採檢後 15 至 20 分鐘即可得知結果，市面上常見的驗孕試劑即以相同的原理製成；後者測的則是病毒的核醣核酸（RNA），需專業醫檢師在特殊的儀器上機操作，結果需等候四至五小時才能出現。

就在 2020 年 3 月 8 日，中央研究院廖俊智院長宣布在十九天內完成抗體篩選，成功研發出新冠病毒的快篩試劑。該院的楊安綏研究員所帶領的團隊，從 46 株單株抗體中篩出一株對新冠病毒具有專一辨識性的抗體，除了新冠病毒，並不會對 SARS、MERS 及其他會導致感冒的冠狀病毒產生交叉反應，故快篩時可準確檢測是否感染新冠病毒，並提升檢疫效率，將篩檢時間從四小時縮短為 15 到 20 分鐘。開發免疫檢測的抗體試劑通常需時數月之久，中研院此次能在短時間內開發出快篩抗體，關鍵在於楊安綏實驗室十年來累積的「合成抗體庫」，提供了大量新穎的抗體可供篩選以辨識新冠病毒。

開發免疫檢測的抗體試劑通常需十數月之久，中研院此次能在短時間內開發出快篩抗體，關鍵在於楊安綏實驗室十年來累積的「合成抗體庫」，提供了大量新穎的抗體可

供篩選以辨識新冠病毒。

不用機器！十分鐘檢驗兩種新冠肺炎抗體

2020 年 5 月，由慈濟大學、中研院和臺北慈濟醫院合作開發新冠肺炎 IgM ／ IgG 雙抗體檢測試劑，經申請食藥署核可後，已量產並應用於研究及臨床。

「COVID-19 合作平臺」，透過定期開會即回報進度，加快防疫相關研發的腳步。慈濟大學和臺北慈濟醫院是此平臺的成員之一，與中研院吳漢忠研究員、楊安綏研究員合作，成功開發出新冠肺炎快篩試劑，可精準測出感染者血液中的 IgM 與 IgG 兩種抗體。

通常在感染病毒後，人體會先產生「先遣部隊」IgM 抗體，此時為感染初期，之後 IgM 抗體量會消退，接著產生 IgG 抗體，此時為感染中後期或恢復期；這套快速抗體檢驗試劑只需要少量血液檢體，不需要機器，十分鐘即可知道是否曾經感染新冠病毒，並可得知受感染的階段。

慈濟大學研發長黃舜平教授表示：「慈濟大學研究團隊與中研院研究團隊合作，開發快速抗體檢測試劑，能夠精準測出受感染者血液中 IgM 與 IgG 兩種抗體，只要少量血

液檢體，不需要機器，十分鐘就能知道是否曾經乾染新冠病毒。」通常民眾在感染病毒後，會先產生 IgM 抗體，此時為感染初期，之後 IgM 抗體會消退。

根據慈濟基金會統計的資料，2021 年 5 月中旬，臺灣爆發新冠疫情社區感染後，慈濟基金會就立即採購六十萬劑由花蓮慈濟大學、臺北慈濟醫院、中研院合作開發出新冠肺炎 IgM ／ IgG 雙抗體檢測試劑，並陸續提供給包括臺北市（醫院）、新北市、新竹市、苗栗縣、臺中市（醫院）、臺南市、嘉義縣（醫院）、花蓮縣、臺東縣等九個縣市衛生局、快篩站、醫療院所使用，合計從 6 月初開始到 6 月 25 日止，全臺共提供超過二十七萬劑的快篩劑給縣市政府衛生單位、快篩站及醫療院所使用。

精準檢測可讓出現疑似症狀的患者採取適當的隔離措施，避免疫情擴散。

源於慈悲而研發 淨斯本草飲

———— 撰文：陳麗安（慈濟月刊撰述）

不捨瘟疫蔓延時，人們的無助與惶恐，結合中西醫所研發的「淨斯本草飲」，不只是養生茶飲，還蘊含濃厚的祝福心意。

．．．．

慈濟基金會在新冠肺炎疫情發生一年多以來，於支援警消等第一線人員的行動中，提供包括防護面罩等防疫物資，其中也有淨斯穀粉、香積飯等沖泡食品，去年底至今年初更陸續加入保健品「淨斯本草飲」，以沸水沖泡或煮滾後即可飲用。本草飲也隨著其他防疫或援助物資一併送往海外，已送抵三十三個國家地區。研發團隊希望透過養生茶飲，傳達祝福平安的心意。

當市面上已出現了各式各樣對抗病毒的中藥複方，慈濟提供的淨斯本草飲有什麼特別之處？

淨斯本草飲，是由花蓮慈濟醫院聯手中、西醫所研發的

中藥複方。2020 年 3 月，當新冠肺炎疫情在世界各地發生，人人惶恐無奈；證嚴上人不捨，期望借重中醫藥的智慧，研發出能讓大眾飲用的保健茶飲。

天地萬物皆是藥

花蓮慈濟醫院在慈濟林碧玉副總與林欣榮院長帶領下，集結何宗融副院長及中醫部團隊、黃志揚副院長與心血管暨粒腺體相關疾病研究中心的研究團隊，整合臺灣本土中草藥，開發多款複方中藥包，最終研發出淨斯本草飲。

黃志揚副院長指出，研發方向主要是阻止病毒進入細胞、抑制病毒複製、調控細胞激素風暴、克服強悍突變種病毒等。同時身為中醫部主任的何宗融副院長表示，研發成功的關鍵，其實是來自研究團隊與上人分享研發進度時，意外得到靈感。

上人認為，如同《藥師經》中所說，天地之間萬物都是藥，所有植物都有藥性，不論中藥或西藥，來源無不都是自然草木。上人分享，在自己年幼的記憶中，早期農業社會，民眾認為茉草與艾草可以辟邪祛病，不論是外出探病、掃墓或是到喪家弔唁，人們會採摘茉草帶在身上，

返家後也會煮茉草水淨身，「古人的經驗中，所謂的『辟邪』，可能有抗菌、祛毒的功效，可以用科學觀點探究，看看這些植物和預防病菌侵體之間有無關聯。」

因此研究團隊嘗試將艾草及茉草加入配方，並進行實驗，「研究顯示，阻斷病毒穿透細胞的現象更突出，出乎團隊意料！」何宗融說。

最終上市流通的淨斯本草飲，採用了八種臺灣本土中草藥：艾草、魚針草（別名茉草）、麥冬、魚腥草、桔梗、甘草、紫蘇葉與菊花。何宗融副院長說明，研究團隊發現，當這些藥草結合，藥草中的分子不只是個別藥草單一發揮，還將中藥材搭配後的「多靶點」作用發揮得更好。

從中醫強調「陰陽調和」的角度來看，中醫著重養護正氣以強健身心，何宗融以陰陽各半的太極圖為例，說明陰與陽必須平衡，身體才能達成健康狀態，「當人體的正氣不足，就需要用『陽』提升。」何宗融說明，這八種藥材組合在一起，發揮的正是中醫所說的「扶正祛邪」，因此本草飲很適合作為日常的保健茶飲。

中西醫雙管齊下

上人時常表達期望中西醫能平衡發展，也十分重視中草藥研究；專精腦神經科學領域的林欣榮院長，也曾應用中藥材裏的當歸萃取物，作為新藥研發的成分之一。

何宗融指出，全世界從中藥材提煉的西藥也有許多，例如從八角茴香萃取莽草酸（Shikimic acid）製成克流感、自青蒿萃取青蒿素研製抗瘧疾藥物等；淨斯本草飲則以八種中藥搭配、煎煮飲用，不但安全而且副作用低。

藥粉型態的「淨斯本草飲濃縮散」，已取得衛生福利部外銷專用許可證，除了在臺灣提供警消、衛生局、醫護等第一線人員，並且輸出到其他疫情緊張的國家地區。

疫情持續發燒，研發團隊也不斷推進，從原本花蓮慈院研製以個人份量為單位的小包裝藥材包，爾後轉由「淨斯人間」公司量產成十二包入的家庭號；考量到例如疫情嚴峻的印度，有些地方的環境條件不方便煎煮藥材，也發展出一包十五毫升、可稀釋也可直接飲用的濃縮液。

何宗融坦言，研究開始之初，不論中醫、西醫或是慈濟志工都有人抱持懷疑，但團隊依然盡心研發；因為本草飲研發的初衷，是上人不捨疫情之中人們的無助，希望大家都能健康。

「當我與精舍師父討論藥草來源，精舍師父回應我『已經種了呀！』那種子呢？原來已經有志工無償提供了！」何宗融說，短短兩個月，醫療研發團隊就接到藥草可以開始收成的消息，「速度之快，真的很感人！」

藥草除了由慈濟大愛農場種植外，也從全臺各地採購，由「淨斯人間」負責量產，靜思精舍內的協力廠即是此次製作本草飲的主要生產線。從製作前的食品法規查證、依據不同藥草特性進行研磨作業、秤重、包裝並封口，協力廠趕工生產，就為了能夠盡快出廠、幫助更多人。

花蓮慈濟醫院中西醫的整合，不只有在研究上合作，從急診、門診、加護病房到安寧病房與長照，皆提供民眾中西醫會診治療的選擇，也拓展了中醫能為大眾健康服務的優良場域。林欣榮院長也表示，花蓮慈院不僅廣推中西醫合療，面對新冠肺炎疫情，醫療團隊會積極於臨床照護與研究，從防疫和治療上幫助更多人。

而所有參與本草飲製作的人們，都期待能為受疫情所苦的大眾貢獻一分心力，守護更多人的健康。

（部分資料提供／花蓮慈院）

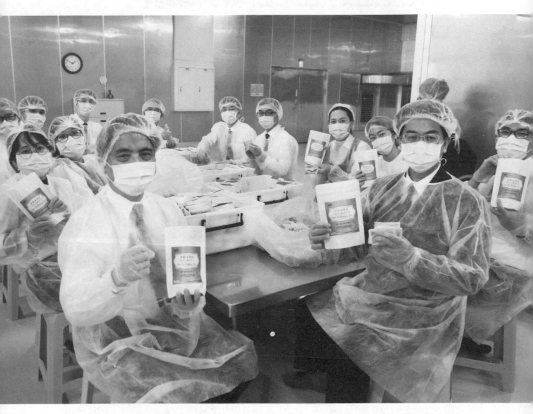

花蓮慈濟醫院於靜思精舍舉辦醫師合心共識營；林欣榮院長（前左）與何宗融副院長（前右）與學員到協力廠體會淨斯本草飲包裝過程。（攝影／陳毅麟）

國際疫苗的公平正義與現實

————資料提供：劉怡均、《聯合報》

若望全球大流行緩解，疫苗生產及分配的公平正義，是各國必須共同正視的重要課題。

．．．．

慈濟大學校長劉怡均於《經典》雜誌為文說明，現今能減緩疫情的首要措施為疫苗施打；然而，國際疫苗的分配甚有問題。

疫苗的生產及分配並不公平

目前（7 月 15 日）全球已有二百一十四個國家地區接種，平均以每天三千多萬劑的速度施打，總施打劑已逾 35 億 600 萬劑，至少接受一劑疫苗注射的人口，約占全球人口數的 45.4%。以 2020 年全球七十八億人口計算，若能有 65-70% 的人接種新冠疫苗，則疫情的緩解有望，因染疫而死亡的人數也能大幅減少，全球貿易經濟重啟方

指日可待。

　然而，目前全球疫苗的生產及分配存在著極端不公，疫苗多由富裕國家購得；截稿當下，這些國家的疫苗人口接種率（至少有一劑，統計至 7 月 15 日）——在美國是 55.18%、英國達 67.73%、冰島 77.61%、德國 58.49%、加拿大 69.69%、以色列 66.26%；然而，非洲某些國家如布吉納法索、剛果民主共和國、尚比亞、喀麥隆等，截至 7 月中，接種率卻都不及 1%。

　若望全球大流行緩解，疫苗生產及分配的公平正義，是各國必須共同正視的重要課題。

複雜的專利「正義」

　2020 年疫情初始，由世界衛生組織、流行病防備創新聯盟（CEPI）、聯合國兒童基金會（UNICEF）、全球疫苗免疫聯盟（Global Alliance for Vaccine and Immunization, GAVI）等國際組織發起的嚴重特殊傳染性肺炎疫苗實施計畫（COVID-19 Vaccine Global Access, 簡稱 COVAX），皆同意疫苗必須公平分配，並針對開發中國家提供至少滿足其「最低需求數量」的疫苗。

然而，COVAX 成立的理想達到了嗎？理想與事實似乎存在著巨大的落差，富裕國家多半就是重要的疫苗生產國，且超額訂購疫苗。

疫苗的生產及分配明顯存在著貧富不均的現象，富國將因有疫苗保護很快因經濟復甦而更富強，窮國將因疫苗短缺而喪失更多生命，經濟更衰退，更加民不聊生。COVAX 應更積極協調已開發國家在疫情好轉之後，釋出疫苗給需要的國家。

疫苗分配不均源於產量有限，故疫苗的生產也是達成疫苗正義之一大關鍵。現今的疫苗製程專利化後，即使許多國家的生技公司或製藥廠都有能力產製疫苗，但受限於專利保護，無法就現有已完成三期臨床試驗的疫苗進行大量產製，而必須從頭開發自有的疫苗技術，並一期一期地完成臨床試驗。

例如，印度因原料供應有限，專利受限，即使身為疫苗代工製造大國，卻無法製造足夠的疫苗保護本國人民。印度本土疫情目前已蔓延至不可收拾，卻只能坐視生靈塗炭。

印度和南非因此在 2020 年 10 月向世界貿易組織

（WTO）以及與貿易有關之智慧財產權理事會（The Council for Trade-Related Aspects of Intellectual Property Rights, TRIPS）提案請求「為預防、遏止與治療 COVID-19 而對特定 TRIPS 條款進行豁免」。

然而，此一提案，卻遭到歐盟、美國、英國、瑞士、巴西及其他擁有先進製藥工業的國家軟性抵制。他們表示，現行 TRIPS 中規範的條款以及 COVAX 的組成，已經有足夠彈性進行疫苗公平分配。

那麼，目前急須疫苗解圍的臺灣，疫苗又在何處？

臺灣曾有的「國產疫苗」

成大公衛研究所特聘教授陳美霞於《聯合報》撰文指出，光復後到 2014 年疾病管制署疫苗工廠關閉，臺灣歷經一甲子輝煌的疫苗製造史。疫苗研發與製造的歷史過程，所需經費及資源、人才培養、機構建立，全部由政府負責，沒有任何私人資本角色，其目標是提供人民疫苗接種服務（而不是買賣疫苗商品）、促進人民健康（而不是藉此賺取利潤、累積資本）。這些疫苗，才是名副其實的「國產」疫苗。

1950 至 70 年代，國產疫苗已為當時盛行的天花、霍亂、痢疾、瘧疾、日本腦炎、肺結核、小兒麻痺等傳染病的防治立下大功。而且，國產疫苗當時不僅供應本國，有些疫苗甚至可援助東南亞及韓國等國。全盛時期，政府疫苗機構可製造近四十種疫苗！直到 1980 至 90 年代，政府持續全力投入疫苗製造的設備及疫苗品質、產能的提升，生產技術亦有相當的突破。

令人扼腕的是，90 年代末期，在新自由主義席捲全球下，政府也開始推行新自由主義政策：公立機構被迫裁員瘦身，國營事業私有化；表現優秀、成果傲人的國產疫苗機構也無法避免裁員瘦身命運，政府對國產疫苗製造的投入逐漸削減，到二十世紀末期陸續停產一些疫苗。終於，2014 年，疾管署疫苗工廠因設備老舊，不得不關閉，為輝煌的「國產」疫苗製造史畫下句點。

臺灣目前擁有的疫苗

依劉校長所述，臺灣已向各廠訂購兩千百零五萬劑的疫苗，並透過 COVAX 購得 476 萬劑疫苗。其中向 AZ 原廠訂購的一千萬劑疫苗，除了在 3 月送到臺灣的首批十一萬

劑之外，後續的九百多萬劑仍交期未定。至於向莫德納訂購的五百零五萬劑疫苗，5 月 28 日首批的十五萬劑到貨後，其餘的四百九十萬劑，最快可能也要到 6 至 8 月間才能到貨。

箇中原因，如人飲水。倒是運作困難的 COVAX 分別在 4 月初和 5 月下旬，向臺灣運送兩批共六十萬劑的疫苗，加上日本贈送的一百二十四萬劑 AZ 疫苗，及美國贈送的兩百五十萬劑疫苗，如同大旱中的雲霓，為臺灣膠著的疫情降下甘霖。

除了政府所採購的疫苗外，慈濟與鴻海及台積電亦於 7 月分別購買五百萬劑可供青少年施打的 BNT 疫苗，共計一千五百萬劑供政府分配民眾施打。期待這些疫苗能盡快到位，以減輕疫情衝擊。

臺灣生技人才優秀，但因著許多因素長期不重視疫苗研發，起步稍慢。目前有兩家私人企業——高端及聯亞，其疫苗試驗進入臨床二期。兩家疫苗公司都很努力拚進度，希望能盡早向食藥署申請緊急使用授權（Emergency Use Authorization, EUA），供國民施打。由於目前兩家本土疫苗只完成了二期試驗，是否能通過緊急授權供國人使用，

國內的專家仍持不同意見。

　然而，疫苗許可與否、實為科學、醫學、及社會經濟的風險評估，難以是非為外人道也。如何借鏡前人經驗、適時以適當的條件許可國產疫苗，確是一大難題。

　臺灣應記取這次新冠肺炎災疫的經驗，除了更優化機動的公衛防治措施之外，更須思考如何居安思危，因應新冠肺炎及未來可能產生的新興傳染病，積極布署重要的防疫產品、治療藥品及疫苗生產線，儲備不時之需；若行有餘力，則可援助貧窮國家，甚或以生技實力爭取不容忽視的國際地位。

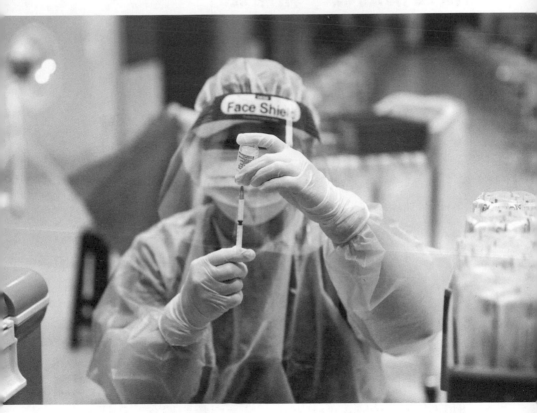

花蓮縣獲中央撥配莫德納疫苗，為社區長者接種。花蓮慈濟醫院承擔花蓮高工接種站，採用日本「宇美町式」施打法，長輩不需要移動，增加接種效率。（攝影／鍾懷諠）

當疫情成為「新常態」
借鏡他國疫苗接種與抗疫之路

——— 撰文：吳佳珍（經典雜誌撰述）

隨著今後疫苗覆蓋率的提高，政府與民眾最好慢慢轉念，
思考未來如何與病毒共存，適應另一種「新常態」……

••••

「移動是最棒的事情。」（The great affair is to move.）
著有冒險小說《金銀島》的十九世紀作家史蒂文森（Robert
Louis Stevenson）曾在遊記中如此抒發，套用在兩百年後
新冠病毒肆虐的今日，絕對是全世界所有人的心聲。經過
一年多鎖國、封城、宵禁、隔離，有些國家迎來久違的行
動自由，有些國家的進展卻如洗三溫暖一般跌宕起伏。

今年五月以前的臺灣，疫情生活相較國際顯得格外正
常，直到本土累計病例超越境外移入病例，對付病毒從
「邊境防堵」轉為「全面抗疫」，一夕改變了你我熟悉的
日常。如同各國疫情爆發的初始，臺灣也瀰漫著焦慮、恐

懼，並隨著確診數、死亡數與疫苗施打順序的變化，持續沸騰。

雖然這些沸騰的情緒及輿論必然存在於自由民主、資訊流通的社會，但如果過度放大、甚至錯誤解讀，則會帶來疫情之外的另一種傷害。好好釐清疑慮，才有辦法緩解焦慮，同時也應將眼光放向島外，借鏡其他國家曾走過以及正在走的抗疫之路，為臺灣的未來做好準備，避免再度陷入恐慌。

提升疫苗覆蓋率的前提

「我們的疫苗呢？」全臺疫情警戒升到第三級之前，民眾還普遍欠缺施打疫苗的意願，疫苗覆蓋率（疫苗接種人口涵蓋率）只有 1%。當疫情急轉直下之後，大家才驚覺「要打仗了卻沒子彈」！

採購不足、仰賴捐贈、看得到用不到的問題一一浮現，供需失衡導致全民緊盯接種順序、搶打殘劑、搶預約名額，在在反映了民眾的迫切。隨著各管道的疫苗陸續到貨，政府也加速趕進度，並訂下十月底達成六成民眾接種一劑的目標，前提是疫苗供應量充足。

「接種疫苗是唯一的出路。」中研院院士、流行病學家陳建仁強調。他在臉書向大眾解釋，不是打了疫苗就不會染疫，而是一旦感染，能讓被訓練過的免疫系統有效降低體內病毒量，避免重症及死亡。不只是保護自身，愈多人接種就有愈多免疫者共同減緩病毒傳播。

學界普遍認為，至少需有 60% 人口產生抗體才會形成「群體免疫」（Herd immunity）——一定比率的人口因為接種疫苗或自然患病而產生保護力。這也是為何各國正拼命擴大疫苗覆蓋率。

其他先遭到新冠肺炎肆虐的國家，去年開始積極提高覆蓋率，疾病發生率及致死率多半都有逐步下降的趨勢。身為疫苗接種前段班的以色列，66% 人口至少接種一劑（60% 完整兩劑，6% 僅一劑）；四月起陸續解除戶外、室內口罩配戴令。雖然後來 Delta 變種病毒入侵，在室內得重新戴上口罩，政府並未因為恐慌而給予更多限制，試圖讓人們回歸正常生活。

明明以色列在今年一月第三次封城期間還處於水深火熱、來到每十萬人口疾病發生率九十五人的高峰（臺灣現為六十四人），後來確診數能大幅下降，歸功於真正超前

部署的疫苗接種計畫。以色列是如何辦到的？

外媒分析指出，以色列之所以能快速推展，首要關鍵就是確保充足的疫苗庫存。去年向美國輝瑞（Pfizer）藥廠購得數百萬劑疫苗，並協議提供全國九百萬名接種者的醫療資料作為交換條件，讓輝瑞追蹤效力。

以國衛生部長埃德爾斯坦（Yuli Edelstein）告訴《金融時報》（Financial Times）：「如果我們沒提交換條件，藥廠根本不會正視以色列，而會先找市場更大的地方。」儘管國內對於保密的採購價格有雜音，但以國政府認為「只要能將經濟從一連串封城中解救出來，無論高價購買或採購過量疫苗都合理。」

借鏡同屬強敵環繞的小國，臺灣政府是否有這樣的膽識與決策力？就算第一時間力有未逮，為了接下來數年全體國人所需的疫苗，如何在加緊研發國產疫苗的同時，及早向國外廠商簽約部署，考驗當局面對醫療公衛及政治問題的智慧，否則疫苗之亂將不斷上演。

致死率是監測指標之一

自疫情急速加劇以來，不少人質疑臺灣新冠肺炎的致死

率偏高，不但一路從 1% 攀升到 4.8%，還超過全球平均致死率 2.1%，引起國內許多討論及解釋。究竟真相為何？

首先，先了解死亡率的定義。傳染病流行病學常見以下兩種死亡率：一種是「疾病致死率」（Case Fatality Rate, CFR），指的是確診病例當中，有多少人因該病死亡，也稱「確診死亡率」、「病死率」；另一種是「感染死亡率」（Infection Fatality Rate, IFR），指的是所有感染者當中，有多少人因該病死亡。

假設有一百名感染者，當中十人篩檢呈陽性，九十人未被篩檢；後來一名住院患者死亡，其餘九十九人痊癒。此情況之下，疾病致死率為 10%，但感染死亡率僅 1%；換句話說，當疫情規模掌握有限時，死亡率極可能被高估。

綜合國內外專家說法，儘管感染死亡率較能呈現病毒真正的嚴重程度，對於傳播廣、症狀差異大的新冠肺炎，顯然不易找出「所有感染者」，因此國際實際能估算的是疾病致死率。

但即使同樣以疾病致死率作比較，病毒檢測人數的多寡仍會改變結果。陳建仁表示，由於各國針對疑似個案的檢測政策不同，若納入致死率分析的病例僅限重症，致死率

就會偏高；若分析病例中包括輕症或微症，致死率就會下降。

再者，死亡率的比較應基於相同脈絡。陳建仁指出，不僅年齡、慢性病、醫療照護品質等，都是影響致死率的要素，「如果將時間回溯到去年各國疫情剛開始的階段，歐美的致死率都曾達 10% 到 15%，相較之下，臺灣現階段的致死率並不高。」

這絕不代表可以輕忽疫情，但致死率只是監測疫情的指標之一，如何加強阻斷病毒擴散的防疫措施，並加速取得最大量疫苗、讓最大多數人及時接種，才是臺灣與全球的當務之急。

接受與病毒共存的現實

這不是一次短跑衝刺，而是一場馬拉松。曾經大家以為能像根除（eradication）天花一樣，徹底根除新冠肺炎；或者讓它像瘧疾一樣被消除（elimination），努力讓病例在特定地區達到零或趨近零，如今看來兩者都有難度。

「造成 COVID-19 大流行的新型冠狀病毒（SARS-CoV-2）已經無法根除，因為它寄生在十多種動物身上。曾被人類

視為唯一解答的全球群體免疫，恐怕遙不可及。」最新一期美國學術期刊《外交事務》（Foreign Affairs）中，六位美國公衛專家聯名投書，以〈永遠的病毒〉（The Forever Virus）為題，直接點明這項令人沮喪、卻又不得不接受的事實。

全球疫苗的生產、運作及接種速度過慢，再加上病毒會不斷透過傳染、複製、突變，增強傳染性、甚至對疫苗產生抵抗力，讓人類難以實現群體免疫。在現今全球化的時代，不是單一國家或區域擁有金鐘罩護體後關上國門就沒事了；更何況大部分國家缺乏足夠的疫苗，也並非所有人都適合接種或願意接種。

因此，即使近期 Delta 變種病毒讓疫情再度升溫，幾個目前已廣泛接種疫苗的國家不再執著於確診數或清零，而將策略轉為讓新冠肺炎變得像流行性感冒一樣可控，然後照常生活。

歷經三度封城，英國在七月十九日全面解封，取消以法律強制民眾遵守社交距離、戴口罩或居家辦公等措施，允許民眾自主決定防疫行為。首相強森（Boris Johnson）強調疫情尚未結束，大家必須學習「與病毒共存」。

其實英國先前已鬆綁餐廳內用、體育賽事的防疫限制，後來溫布頓網球賽、歐洲國家盃足球賽吸引大批球迷零距離群聚，讓公衛專家直呼是「毀滅性的感染風險」；更有上百名專家聯名投書醫學期刊《刺胳針》（Lancet），譴責英國政府太早全面解封。

英國政府也承認，確診數勢必會因此上升，但現在已有三分之二成人完整接種疫苗，可有效控制重症及死亡率，不至於對醫療系統造成壓力。

英國廣播公司（BBC）報導，過去幾次疫情高峰都是以封城作為壓制手段，這回「解封確診潮」則是疫苗接種與自然感染的免疫力總體檢，將成為英國的「首波自然疫情」，引起全球關注。

英格蘭首席醫療長惠提（Chris Whitty）表示，如果繼續延後解封，疫情高峰期可能會發生在秋天開學季及流感季，屆時多重壓力恐將讓醫療系統崩潰，不如趁早讓民眾適應與病毒共存的常態，就像看待流感一樣。

另一個喊出要與病毒共存的國家，則是新加坡。新加坡在《日本經濟新聞》（NIKKEI）七月發布的「日經新冠復甦指數」名列全球第十二，是中國以外名次最高的亞洲國

家（臺灣排名第八十三）。

新加坡也曾嚴格追求清零，現已有 41% 人口完整接種疫苗，政府於是決定邁向下一階段，打造疫情後的「新常態」。未來將不再針對確診者做精準疫調、也不會追蹤傳播鏈，準備將新冠肺炎視為流感，與之共存。

新冠與流感雙重浪潮？

疫苗開打後，各國公衛學者多半推測新冠肺炎的發展將朝向「流感化」，成為常態性傳染病。但世界準備好了嗎？

英國《衛報》（The Guardian）指出，新冠肺炎與流感仍有顯著差異，新冠病毒不僅更具致命性，傳染力也更強。「如同面對流感那樣地學習與新冠病毒共存，並不意味社會可以從容應對。」

對於流感，全球已有流感監測系統，每年世界衛生組織（WHO）依據各地回報的檢驗結果，提出北半球與南半球的流感疫苗建議病毒株，讓各大藥廠製作流感疫苗。只不過，現在還沒有這樣的監測系統來應對新冠病毒，每年秋冬可能都得面臨「新冠與流感的雙重浪潮」。

事實上，這一年來戴口罩、勤洗手等為了防止新冠肺炎

所做的努力，也為人類帶來附加效益。臺灣去年十月以來的流感季至今兩例重症、其中一例死亡，明顯低於前四個流感季同期；國際上其他地方也有類似現象。

BBC 指出，流感病例大減也或許是因為新冠疫情期間人們不敢去看病、醫療資源被挪作他用等等，但專家多認為與保持社交距離、改善衛生狀況相關。甚至新冠病毒可能正以其他方式影響流感病毒，讓它減緩變異──但目前僅止於推測，科學家還不清楚新冠、流感與人類的三角關係，也不知道人們若同時感染新冠肺炎及流感會出現什麼情況。

無論如何，我們可以確定的是，除了必須接種新冠疫苗之外，接下來將有好幾年的時間都離不開口罩。

臺灣大學流行病學與預防醫學研究所教授陳秀熙在防疫科學線上直播中表示，疫苗、篩檢、非藥物型介入公衛措施（Nonpharmaceutical Interventions, NPIs）是對抗疫情的三大利器；國外解封後常見病例大增，就是因為完全把戴口罩、維持社交距離等 NPIs 措施放掉。

雖然臺灣的疫苗覆蓋率還沒到 60%，防疫重點仍在於擴大接種，但國際正走向的新冠肺炎流感化、常態化，也是

臺灣的未來。

　　陳秀熙認為，臺灣一年多來一直以「清零」為防疫高標，但隨著今後疫苗覆蓋率的提高，政府與民眾最好慢慢轉念，思考未來如何與病毒共存，讓經濟活動逐步復甦。

　　國外旅行如今想來似乎是很久遠以前的事，另一種「新常態」來到眼前。面對這個突如其來、前所未有的改變，我們可以不安、但不用恐慌，也不必假裝一切都好。冷靜判斷、謹慎因應，因為——日子還是得過下去。

我為
人人

第一線醫護人員費盡心力，
只為讓同胞能免於遠離病苦！

瞬息萬變的疫情與心情
專訪臺北慈濟醫院院長趙有誠

————口述：趙有誠

————採訪整理：陳麗安（慈濟月刊撰述）

所有醫護同仁都承受了很大的心理壓力，但在這個危急時刻，他們如常排班，如常承擔，令人感動與感恩。

・・・・

　　這次疫情與 2003 年爆發 SARS 時的狀況並不同。當年一開始出現傳染病時，全世界的人都不知道是怎麼回事，只知道感染這個新病毒死亡率高、病人容易呼吸衰竭。當時臺灣陸續發生了醫護人員感染、和平醫院封院跟臺大急診室關閉等事件，恐慌的程度不亞於現在的新冠肺炎。

　　那個時候我在三軍總醫院擔任內科部主任。隨著疫情加重、和平醫院出現院內集體感染，臺北的國軍松山醫院成立了第一間 SARS 專責醫院，每個醫院都要派醫護團到第一線去照顧重症的病人。以症狀來看，病人雖然屬於胸腔

內科，但是不只胸腔內科醫師，就連眼科、耳鼻喉科、核子醫學科乃至整個內科的醫護人員都齊心互助。「要讓誰站到第一線？」到現在我都還記得，接到這個命令是在一個週末上午。

要被派進去的人其實壓力都很大，因為當時有護理同仁感染；當你的夥伴們感染之後，產生的壓力和恐懼，不是三言兩語就可以說明的。誰要站到第一線？會不會誰就這樣倒下去？心理的壓力真的非常非常大。

考量到住院醫師中，第一年的醫師還不熟練、第三年的醫師又即將要擔任總醫師，因此決定派第二年的住院醫師前去。在各科主任的見證之下，院方以公開抽籤的方式，抽出了現為臺北慈濟醫院內科加護病房主任的蘇文麟醫師。

我還記得打電話告知他此事時，蘇醫師正與家人在公園散步，他只問我：「要去多久？幾點鐘要去報到？」當時的情況，對我來說壓力很大，因為不知道他會不會活著回來，他要承受的壓力更是不言而喻。

回過頭來，面對今年爆發的新型冠狀病毒，因為已經知道是「冠狀病毒」的一種，加上死亡率不如 SARS 高，且

有了 2003 年的經驗，坦白說這次我的恐慌確實是比上次少，但壓力依然存在。

再次面臨「要派誰去」

今年元月 22 日，因為已聽聞一些疫情相關風聲，因此請院內總務同仁多儲備一些防疫物資；一方面也是因為，再過兩天就是元月 24 日、農曆除夕，擔心過年期間廠商會休息。

萬萬沒想到，年還沒過完，元月 28 日看新聞，疫情加劇；臺北慈院從元月 29 日開始，每天都召開防疫會議，從防疫的前線同仁、管物資的總務、調度病床的醫師、還有護理部及相關單位的主任與副院長、主祕，大家共同檢討所有該注意跟需立即改進的部分。

因為不知道疑似病患何時會出現，不論是發燒篩檢站或採檢場所，都先立即設置；在北區慈濟志工協助下，依照醫院防疫的動線，還增設了戶外檢疫站。因為有準備，所以在硬體方面比較不擔心；我最大的壓力，其實是擔心第一線同仁的安危。

若有確診病患入院，要如何管控接觸者？院內病房跟環

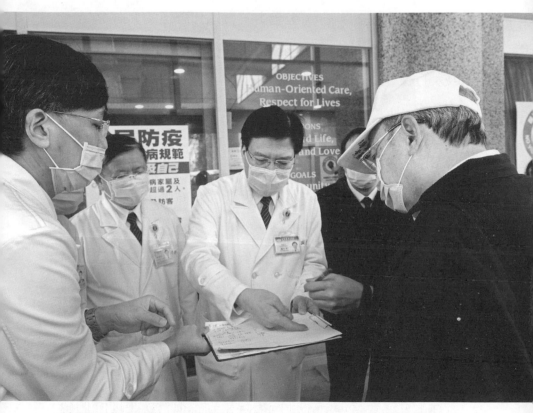

新冠疫情初起時，為檢測疑似病患，臺北慈院趙有誠院長（中）與同仁、志工場勘「二十四小時戶外檢疫站」搭建工程，做好萬全準備。（攝影／范宇宏）

境如何維持？所有細節都是一大考驗！儘管在防疫會議中沙盤推演多次，但若真正發生，會以什麼樣的形式開始，沒有人知道；因此這段時間，其實每位醫護同仁都承受了很大的心理壓力。

除了在院內要為疑似案例做篩檢，臺北慈濟醫院也被通知要派醫師到桃園機場協助採檢。雖然我們有「疫病門診」，負責治療發燒、咳嗽的病患，但要將醫護同仁派到機場這樣的前線，不只心理壓力大，當時院內病人也尚未減少，人力要如何調配也是一個考量。

「到底要派誰去？」再次面對這樣的問題，蘇文麟醫師自告奮勇，他說他有對抗 SARS 的經驗，所以願意到第一線。而在他的帶動下，急診、胸腔科、感染科的醫師及護理師們都陸續自願參加，因此很快就把團隊組合起來。

此次疫情和 2003 年 SARS 的不同在於，上次因為許多人往生，導致護理師不敢回醫院報到；但這次護理師們並沒有畏懼，而是照往常排班行動，也不會有人排斥抽痰等工作內容。院外更有許多護理師參與志工團，與居家檢疫或隔離者聯繫、送慢性病藥等。危急時刻，每個人都勇於承擔。

憂患時刻學習風險評估

全臺灣的醫院，在疫情發生後沒多久，門診的人數都減少，我們也不例外。住院病人數從七百四十左右降到約五百四十左右，門診人數也少了將近三成的量，但像慢性病患者就不能因為疫情關係而不持續看診服藥；當民眾身體出現不適或急需開刀等病狀，也不要因為怕受到異樣眼光，選擇隱忍不就醫。

最重要的是在這個嚴肅時刻，病人從住家往返醫院的過程，要注意自我防護，到醫院要誠實告知自己的旅遊史，讓醫師能做出更準確的判斷，減少周遭人的感染風險。

儘管院內病患減少，但要配合防疫，醫護人員的工作量並沒有因此減輕。加上醫療志工此時也停止出班，在人力上，我們有做一些調配，大部分都是主管身兼門診或是大廳的防疫檢查人員。

平時醫療志工會分擔像是在急診室一起推床、傳送文件、在大廳膚慰家屬、指引來院民眾掛號、協助量血壓等，有時也會在同仁忙碌時協助打餐；所以當他們暫停勤務，大家才發現原來平時志工們幫了我們好多事。

這次的疫情讓院內全體同仁有非常多的學習機會,除了感染管制的落實,也要評估每個政策背後是否會帶來更多的風險。好比是否要在入院前插健保卡檢查旅遊史,就是一個值得思考的政策;若是讓病人都聚在門口,插了健保卡才可入內的話,除了動線流暢度,如何降低群聚的機率也要納入考量。

而在醫護工作分配上則要分批,好比有畫定特殊區域,照顧這裡的醫護人員就不照顧別的地方;特定的區域則由特定的同仁來承擔,以避免交叉感染,令醫護人員失去承擔醫療的能力。

對於超前部署要如何拿捏,也是很困難的。比方,想要告訴大家實情,又要避免觸犯傳染病防治法;許許多多的細節跟如何傳達,對我來說都很掙扎。身為醫院的院長,雖然心裡有不安、擔心,但絕不能亂了方寸,最重要的是絕對不要造成恐慌。

茹素與祈禱能緩解壓力

這段期間心理的壓力,除了透過虔誠地為世界祈禱來排解外,還要有一些外在的活動,我認為透過素食就是一個

很實際的行動。

　　會推動素食，一方面是因為人畜共生造成的疾病很多，另一方面也是秉持著愛護地球的慈悲心。證嚴上人曾說，以前的社會遇到天大的災難都會禁屠，現在似乎比較少人記得；呼籲食素其實也是希望能為臺灣祈福，期待許多長官也願意登高一呼，樂於共同推動素食。

　　我同意專家的看法，也認為疫情尚未到顛峰。就連現在感染率較低的國家也不能鬆懈，未來會不會有第二波，沒有人知道。因為有過 SARS 的經驗，相信科學家和醫學家們可以在最短的時間內找出有效的方式。

　　在這段日子，大家都要遵循專家的意見，守規矩，保護自己也愛護別人。不分你我，戒慎虔誠，相信一定可以平安度過。

苦病人所苦　急醫護所急
專訪臺中慈濟醫院院長簡守信

───── 撰文：何姿儀（臺中慈院同仁）

我們的醫護同仁一上場面對病人，切實地苦人所苦，往往就會忘記各種擔心；俗言百密一疏，但在醫療現場，能不能急醫護之所急，連那百分之一的風險都降低？

• • • •

新冠肺炎病毒人人避之唯恐不及，但醫護人員站在距離最近的位置，面對面與它對抗；重症患者的救治，輕症患者的診療，未知患者的採檢，無一不暴露在風險之下。

2021 年 5 月中旬本土疫情驟然升溫，在全球疫情肆虐中依然維持安居樂業的臺灣民眾，突然感到壓力指數遽增。在此情況下，第一線醫護人員如何自處？

疫苗之外　用知識提升心靈免疫力

臺中慈濟醫院院長簡守信相信，相較於其他行業，醫事

人員有更充足的專業知識為背景，從科學的文獻中、數字的證據中、照顧病人的經驗中，都能對疾病照護產生更多的了解，透過教育訓練，也大多很快能掌握重點與上線。

「不過，由於疫情來勢洶洶，社會大眾腦海中浮現的畫面，不免與去年歐美，甚至今年印度大流行導致醫療體系崩潰的畫面產生連結；醫護人員的父母、家人因擔心害怕而產生焦慮，也是在所難免。」

這次疫情一發不可收拾之勢，關鍵之一就在於病毒的感染力變強了。數據顯示，今年臺灣流行的 Alpha（英國變種）病毒，感染力較原先的病毒增加五到六成以上。簡守信認為，從歐洲第二波疫情發生至今已有一年左右，累積了充足的文獻讓期間相對平安的臺灣參考，透過對文獻掌握度較高的科別收集正確資訊，分享給團隊同仁，充分了解、相互提醒，知識的免疫力就會增加。

「在身體免疫力還未產生前，要先提高智能的免疫力。」簡守信強調，「文獻、科學、證據，是安定人心的重要力量。打敗耳語就最好的方法，就是知識，我們徹底奉行這個原則。」

除了防疫人員，社會大眾也要共同負起責任。「如今我

們知道，真正的破口容易發生在不戴口罩的地方，即使居家也要注意，並非用消毒品上下清潔就能達到居家防疫，最重要仍是口罩；尤其家人若從外地回來，在家更要戴好口罩、分開用餐，這些都是可以提升的觀念。」

即時公開透明　安住團隊才能安住社會

5 月上旬，本土確診案例突破二位數且連日增加；雖然案例多在北部，但簡守信決定提早升級院內應變。位在臺灣的中心地帶，患者、家屬來自北中南各地，臺中慈院必須成為健康安全的守護者。

那天是星期六，簡守信召開臺中慈院的防疫應變會議。此時雙北尚未提升三級防疫警戒，就決定主動出擊，研擬降載常規醫療業務，並實施住院病人與家屬核酸檢測；確認全數採檢陰性後，讓患者與第一線同仁稍緩了一口氣。

緊接著，因應同仁擔心自己成為防疫破口，檢驗量能與效率後，針對接觸風險較高的熱區單位同仁進行採檢，全數排除的數據出來後，很快就安住大家的心。

「是否接觸確診患者、管制措施是否嚴實、人員專業充足與否……一開始同仁不了解，聲音必然會很多，要讓大

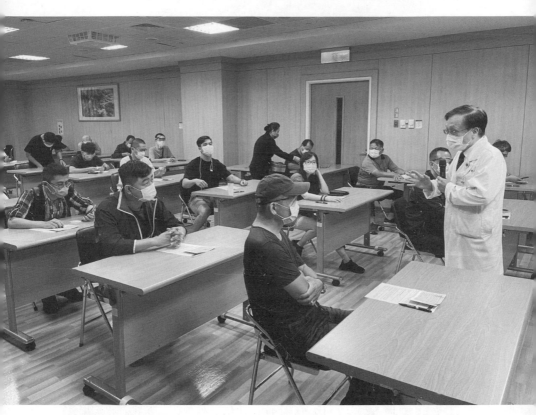

臺中慈濟醫院簡守信院長向警察人員解說接種疫苗後的副作用，例如肌肉痠痛、頭痛、發燒等情形，都能藉藥物有效緩解，期能讓民眾安心，提高接種普及率。（攝影／馬順德）

家有表達的管道，並有人做出即時反應，再透過一天兩次的防疫會議滾動調整，公布結論。」

簡守信表示，要避免讓各種聲音成為雜音，就要將資訊攤在陽光下。若是同仁感到資訊不明，傳言四起，甚至形成誤解偏差的同溫層，團體的恐懼指數會上升。

臺中慈院藉由各種核心與次級社群群組，公開正確資訊，相互串流，其中最大的群組，入群人數將近兩千人，亦即幾乎全院的同仁都能同時接收到一致的訊息。

臺灣醫療水平舉世推崇；但實際上，醫療體系長期處於滿載狀態，突然嚴峻的疫情改變了醫院的運作模式，從基層醫護、院方到政府主管機關，都需要時間調整因應。硬體整備還在路上、人力專業尚未到位、急重症患者往特定醫院集中運送，「醫療量能」一度備受質疑。

但簡守信認為，臺灣醫療人員抗壓性確實比歐美國家高，醫療應變能力也相對強，更有過去一年多的時間汲取相關知識，儘管剛開始確實有一些熱區醫院負荷量高，但從指揮中心與縣市政府衛生局，積極協調各醫院因應調整，北患南送，相互支援，建立合理的病人分配機制。

「讓人感動的是，他們一上場面對病人，往往就會忘記

各種擔心。少數社群網站以負面聲音為主體,但不能擴大解釋為整體醫療實況,倘若真是如此,醫護難民潮早就發生了。」

簡守信以客觀數據為佐證,同仁離職率並未因疫情而增加;除了懷孕、特殊體質等因素外,也沒有人為了迴避照護病患而不接種疫苗。「相反的,專責病房同仁的士氣比我想像的還要高昂!」

親上第一線　協調團隊打一場持久戰

臺中慈院啟用專責病房後,簡守信帶頭值第一班。一如過去他在許多重大災難後即刻投入勘災與救護,背後動機並不只是滿腔熱血,還要善用豐富多元的經驗,與領導階層的宏觀思維,幫助前線人員注意到更深、更廣的系統性需求,協調團隊打一場持久戰。

「院長身先士卒,以身作則,親身走入現場,更能切實地苦病人之所苦,急醫護之所急。」

醫護人員急什麼?對第一線人員來說,安全的環境與設施、充足的人力物力戰備資源、化繁為簡的作業流程、合理的工作量與健康的輪調制度,都有助於他們安心照護病

人。實際參與照護後，更了解制式的規定如何調整。

6月3日這天，臺中慈院專責病房的智能機器人正式啟用。它不但能代替醫護人員走到病榻旁，透過螢幕雙向互動，輕症患者還能自行操作機器人上的體溫、血壓、血氧量測設備，測得的數據直接透過系統回傳護理站的電腦。

靈感的源頭，就是因為簡守信走到第一線而催生；它能降低醫護人員的風險暴露，又兼顧到增加對病人的臨床關懷。機器人的螢幕和聲音都非常清楚，醫護雖然戴著口罩，病人仍能清楚透過畫面看見彼此的眼神、肢體語言，感受得到他們問候聲裡的溫暖。

病人苦的又是什麼？突然被匡列、隔離、確診，與家人分開，甚至親人也確診住院，感到焦慮無助。醫護人員和社工員多一分關懷，協助串聯起家人間的情感、關心他們因臨時住院而來不及處理的事，無不都是希望病人能在團隊照顧下康復，心情更能轉危為安，轉苦為甘。

後疫情時代　盡己責任、擴充愛的量能

疫情過後，是否會對原本高壓的醫療業造成更大的損傷？簡守信並不感到悲觀，但也不會過分樂觀看待人們能

獲得的啟示。

　十八年前的 SARS 疫情讓許多醫療人員蒙受苦難，但並沒有擊垮年輕世代加入醫護領域的意願，人們也很快恢復生活如常。「人類是健忘的動物，歷史的教訓總是反覆在發生。」但藉由每一次事件，建立更精準的科學知識、制度方針與精進作為，甚至將人工智能與醫療服務結合出更好的火花，是值得期待的。

　「英雄愈多的年代，就是愈動盪不安的時代。世界需要的不是英雄，而是每一個人 Do his duty，做好自己的本分，各個單位、階層，都善盡責任，世界的運作就會更好。」

　抗疫之戰還在進行，但辛苦終究會過去；整個過程帶給簡守信最深刻學習的，仍是凝聚團隊向心力。簡守信表示，理想的醫院不是靠管理，而是每個人一起朝著正確的方向邁進。「這個正確的方向在慈濟。走入社區，關懷社會弱勢族群、用心提升衛教品質，讓醫療的普及化、資訊的普及化、安定人心的普及化做得更透徹，發揮愛的量能。」

臺北慈濟醫院
防疫的事，全院的事

————撰文：張郁梵（慈濟月刊撰述）

臺北慈濟醫院面對疫情始終戒慎，五月初，即積極加開
專責病房；到六月上旬平均每日照顧一百五十位，前線
攜手並進，後勤動員支援，要共同守住這一役！

．．．．

　　本土新冠肺炎疫情來勢洶洶，2021 年 6 月 4 日全臺累
計確診人數已突破一萬例，雙北地區情勢尤其險峻，於 5
月 15 日起升至三級警戒。位於新北市新店區的臺北慈濟
醫院，陸續將五區病房改為專責病房，增設重症加護病
房，又承接收治輕症的防疫旅館，並配合新北市政府於醫
院大門旁設立社區篩檢站；雖然非緊急醫療已降載，但全
院同仁負擔更為沉重。

　　隨著確診病人增加，插管及病殁人數可能會愈來愈多，
僅是增設專責病房還不夠；吳秉昇醫師強調，每間專責病

房須有兩位主治醫師、兩位住院醫師，護理站每班也須同時配有五至六位護理人員才有辦法負荷；加上需固定人力分艙上班，因此維持足夠的醫護人力，始終是眼前最大的挑戰。

親情支持　有愛無懼

「我們的做法是，專責病房的醫師由胸腔內科及感染科承擔，也由原本負責這些病房的護理師協助。」護理部陳似錦督導坦言，去年第一區專責病房成立時，很害怕同仁會反彈，在發布公告前還和護理長沙盤推演多次，也承諾同仁若是家屬擔心或有疑慮，願意主動致電解釋，讓大家放心。沒想到隔天，護理長就轉達大家的意願，「不僅單位沒有同仁說不願意，還說我們不會放下夥伴孤軍奮戰。」讓她至今回想起來，還是覺得很感動！

從原本主要收治慢性患者的病房，瞬間轉換成高強度、高風險的專責病房，面對患者病情的瞬息萬變，不少前線醫護人員擔心把病毒傳染給家人，決定申請醫院住宿，在確認篩檢結果後才離院返家。許多同仁在成立專責病房前，也早已全部主動申請醫院宿舍，全心投入照護工作。

還有一些原本下班都要趕回家接送小孩、照顧家人的同仁，現在只能透過視訊表達思念之情。

在溫馨的 10B 病房有個特別的祝福儀式，每位同仁都會趁對方穿戴防護裝備時，於防護衣上寫下集氣祝福的話語或畫出可愛的圖樣，為即將進入隔離病房照顧患者的夥伴加油打氣。雖然只有短短幾句話，但寫滿鼓勵的防護衣就像是被加持過的金鐘罩，有一股安定的力量，讓每位身著「愛心」的同仁勇氣倍增。

許多同仁都覺得這個儀式充滿正能量，彷彿有一種療癒的作用，可以調適原本害怕的心情，勇於面對挑戰。

凌晨結束一天的忙碌後，看著卸下裝備的慘白雙手，早已布滿皺痕，這是勇士抗疫的光榮痕跡。站在疫情最前線，每天都得戴著雙層乳膠手套，反覆地替病人採檢甚至插管，不少醫護即使患上接觸性皮膚炎、手部溼疹，依然堅守崗位。

各就各位　行動相挺

「我們不是英雄，我們是抗疫的志願者！」家人的支持是不少醫護同仁最大的精神支柱。

配合政府防疫措施，臺北慈濟醫院自 5 月 20 日起，常規營運降載，暫停非緊急醫療服務；儘管如此，院內仍有許多需定期回診抽血或拿藥的慢性病患。總務室每天都會號召院內後勤行政人員，利用早上開診前及中午休息時間展開公區清潔消毒，在每個座椅、桌面、扶手等任何可能觸摸到的地方仔細擦拭，確保醫療環境的衛生安全。參與清消工作的日照中心護理師陳佳琳說：「醫院的事，就是大家的事！」

　　防護面罩是一線醫護的重要裝備，屬於消耗品，每日用量約七、八百份；總務室江英仁主任說明，為了確保防疫物資供應不間斷，行政同仁自製防護面罩，維持安全庫存量。

　　臺北慈院每日召開防疫會議，滾動調整作為。趙有誠院長指出，防疫是全院的事，醫護於前線奮鬥，行政同仁投入定期清消、製作防護面罩等後勤事務，全院上下一條心守護民眾健康，也見證眾人堅守家園的決心。

（資料提供／曹耘綺、廖唯晴、李依如）

以醫院規格承擔防疫專責旅館

──── 撰文：張郁梵（慈濟月刊撰述）

為維持搶救重症的醫療量能，政府徵用飯店作為「加強版防疫專責旅館」，收治輕症與無症狀患者隔離治療；臺北慈濟醫院承接其中一間旅館的照護責任，與警消、飯店人員合作，讓「住民」安心療養，健康「出院」。

. . . .

　　隨著確診人數不斷攀升，政府陸續徵用飯店作為「加強版防疫專責旅館」，提供快篩陽性、確診輕症或無症狀患者入住。

醫護全天候待命

　　臺北慈濟醫院配合新北市衛生局，承接一間位於新店區防疫專責旅館的照護重任，分派一批醫護人力進駐，二十四小時輪值；比照醫院規格，在飯店大廳搭建臨時醫護站和指揮中心，並在地下一樓設立檢疫站，全館最多曾

收治兩百五十人。

這間防疫專責旅館總指揮官、臺北慈濟醫院副院長徐榮源說明，館內嚴格分隔出「乾淨區」和「污染區」，做好「動線管制」是避免內部群聚感染的首要任務。一樓整體都是乾淨區，醫護與工作人員入內需量測體溫，並在大廳的醫護站透過資訊系統及視訊問診，避免直接接觸病人。

一旦患者被送來，守在門口、穿著全套防護裝備的醫護人員，會先確認對方的血氧濃度和身體狀況；血氧濃度過低的患者，會直接被轉送至醫院治療，輕症和無症狀者則由地下室的電梯直接進入房內。

協助統籌檢傷分類的臺北慈濟醫院鄭敬楓副院長解釋：「防疫旅館 5 月 31 日運作，陸續有一百一十位病患入住、並轉送十位患者，第二天六十位入住、轉送五位。從這些數據來看，約有一成的輕症患者有『隱形缺氧』的症狀。」

鄭敬楓說明，一般人血氧濃度（SpO2）約百分之九十五到百分之百，百分之九十四以下為供氧不足，百分之九十以下就要立刻就醫接受檢查及治療，「照理說，低於百分之九十就應該會很喘才對；但第一天就碰到兩位無症狀、但血氧濃度僅百分之八十五的患者。」

疫情高峰時，救護車調派不易，病人下車後，救護車會多待十分鐘，等到確認血氧濃度正常後才會駛離；也因此，最高紀錄曾同時有六輛救護車停在飯店門口。

三餐增強抵抗力

每一天在大廳的醫護站，醫護人員會透過視訊及電話向每位患者問診，記錄下生理狀態，每間房間也配有一臺血氧機和體溫計，由患者自行測量後回報給醫護站。

負責衛生組統籌工作的臺北慈院護理部吳秋鳳主任提到，院方準備了許多影音說明，讓住民可以在房間觀看，護理人員也會和住民密切保持互動，希望這段隔離時光能住得安心。

每一餐，會由飯店人員定時送至房門口，臺北慈院也派出兩名營養師進駐，支援供餐；正式上線前兩天，營養科吳晶惠主任與旅館主廚討論餐點內容。吳主任說：「配合慈院推廣茹素，旅館已經自主將冰箱內動物性蛋白全數清空，在餐點的設計上，提高雞蛋、豆腐等蛋白質的量，增強病患免疫力。」

李盈瑩營養師補充，針對食欲較差的孩童，還會提供一

些餅乾及富含蛋白質的營養品，「有一些像是草莓、莓果、優格……小朋友比較喜歡的口味，希望增加蛋白質的攝取，讓他們恢復更快。」期間營養師不斷與廚師討論變換花樣，例如將蔬菜做成特殊形狀，鼓勵孩子進食。此外，也為有特殊需求的住民調整餐點。李盈瑩強調，只是供餐還不夠，得讓住民願意吃，才有體力抗疫。

醫師分早、晚班輪替，護理人員則採三班輪值，全天候照顧病患。某天有位同仁下班時，看到大門正對面的窗臺貼著寫上「辛苦了」的海報，馬上拍照傳到工作群組。鄭敬楓感動地說：「原以為附近居民會對防疫旅館感到害怕，沒想到鄰居不僅沒有抗議，還留下這麼溫暖的字條……」對於堅守崗位的醫護人員而言，民眾的信任及友善回應，像一股舒緩疲憊身心的暖流，帶來繼續面對挑戰的力氣。

慈院支援快篩　守護鄉親安全

——————資料提供：人文真善美志工

全身穿著密不透風的防水防護裝，對每一支快篩棒做出最精準的判讀，為每一位頂著酷暑的鄉親健康把關！

••••

臺灣時值盛夏，穿著防疫裝備服裝悶濕黏膩，但想到快篩可以趕緊找到陽性病人施予治療，還要追蹤足跡避免感染擴大，醫護們都奮力加油。

大林群聚感染　慈濟醫院加開快篩站

2021 年 5 月底，嘉義縣大林鎮因為家庭群聚，多人確診，衛生局請大林慈濟醫院加開篩檢站，擴大安排當地高風險的里民前來篩檢。一整天排隊人潮湧進，醫護人員盡全力完成篩檢，以最快的速度為民眾服務。

大林急設篩檢站跟時間賽跑，醫護人員一早便就定位。群聚相關高風險的里民，早早就來排隊。

大林慈濟醫院副院長林名男表示：「希望病人能早些篩檢出來，我們才能夠早一點截斷傳播鏈。」

急診部主任李宜恭則說：「每一個小時，最快能到採撿十二位民眾。我相信民眾也非常辛苦，大家都能夠互相體諒，一起完成這件重要的防疫工作。」

從掛號到篩檢，每個環節都要緊密相連。醫護人員穿著密不透風的防護裝備，汗如雨下，認真地完成篩檢流程，排隊民眾也靜靜地耐心等候。面對疫情，大家一條心。

臺中慈院主動支援苗栗快篩　守護鄉親安全

2021 年 6 月 6 日臺中慈濟醫院出動醫護及行政團隊，赴竹南科學園區社區公園快篩站支援快篩工作，三條動線估計要做到一千人上下。

苗栗縣科技大廠傳出移工群聚感染事件，醫療量能不足的苗栗縣頓時緊張起來。因為收治過苗栗轉來病人，基於興建中的三義醫院也在苗栗，簡守信院長請行政副院長莊淑婷主動聯繫苗栗縣衛生局，表示支援快篩工作的意願，局長與縣長很感動促成此次行動。

臺中慈濟醫院支援苗栗縣政府在竹南科學園區社區公園

快篩站五條快篩動線中的三條。簡守信院長率先投入，在醫師群組徵集志願先鋒，訊息發佈不到五分鐘，周日下午首場醫師人力就齊備，包括護理、行政團隊在內三十多人在 6 日中午開拔到竹南科學園區社區公園快篩站。

苗栗縣長徐耀昌趕到現場致意，他表示非常感謝臺中慈濟醫院簡院長率領醫護同仁來協助快篩。簡守信院長感謝縣長讓臺中慈濟醫院團隊有機會一起參與，雖然是星期天，同仁在迫切時刻一起來守住疫情，要讓鄉親安心。

當天雨勢不斷，接受快篩的群眾穿著雨衣、撐著傘，由現場同仁指揮，依序完成排隊、掛號、篩檢，最後等候報告。遮雨棚在雨中不熱，卻悶濕，但團隊都堅守崗位——協助完成快篩工作。

謝登富醫師表示，支援防疫是該做的事，就要趕快來做，要盡快解決並瞭解群聚感染情況才行。莊淑婷副院長也說，同仁情義相挺、自願報名幫忙，善盡守護生命的職責。

支援企業自費快篩　臺中慈院守護勞工健康

多家企業員工或移工紛紛傳出確診，臺中市政府在臺中

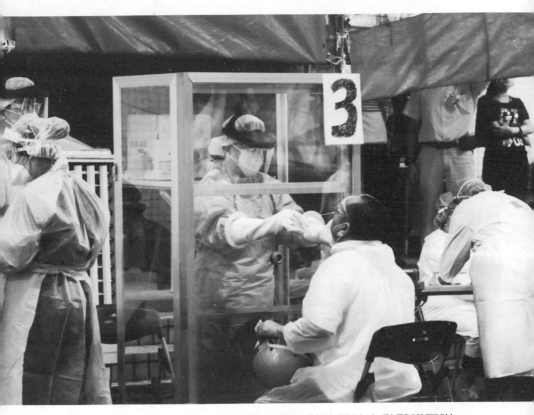

苗栗科技大廠傳出移工群聚感染；臺中慈濟醫院出動醫護團隊，至竹南科學園區社區公園快篩站支援快篩工作，為鄰近居民篩檢，以讓鄉親安心。（攝影／賴廷翰）

精密機械園區設置快篩站，企業自費快篩 8 日起跑。

臺中慈濟醫院緊急接下快篩任務，積極投入守護健康行列。簡守信院長感謝市政府的規劃，期待民間與政府、醫療跟企業，在防疫戰中一起捍衛生命與健康。

臺中市長盧秀燕指出，臺中是精密機械製造業重鎮，必須保障勞工、移工朋友健康無虞，同時確保各企業的經濟動能正常運作。市政府預防性設置快篩站，一方面讓企業安心，也能向國外訂單客戶保證生產動能不受影響。

盧市長特別感恩：「臺中慈濟醫院臨時接下任務，幫市政府做得很好。」她也希望設有快篩站的幾個園區，企業都可以帶領員工做快篩。

臺中慈濟醫院簡守信院長，感謝市政府規劃企業自費快篩站。他強調，防疫過程大家都是參與者，而不是旁觀者，感恩有機會一起捍衛勞工朋友的健康，一起守護好臺中市。

深入花蓮秀林富世村　揮汗完成快篩

有鑑於花蓮縣依舊有新增新冠疫情確診個案，為避免疫情持續擴散，花蓮縣政府從 6 月 17 日起在秀林鄉崇德村、

秀林村及富世村設立快篩站，呼籲秀林鄉親踴躍前往快篩檢測，希望採取圍堵壓制病毒，阻斷隱形傳播鏈，避傳染再度擴散，才能夠有效把疫情控制下來。

繼支援崇德篩檢站之後，花蓮慈濟醫院醫護與行政同仁十九人，轉往富世村執行全村篩件任務。處於新冠疫情高風險的秀林鄉富世村，村民冒著酷暑，大排長龍，扶老攜幼。特攻隊超高效率，不吃不喝不拉，二個小時多便為全部四百四十五位村民完成快篩。

快篩特攻隊四位年輕的醫檢師，全身穿著密不透風的防水防護裝，坐在快篩區後方，即使是坐著，卻一點也不輕鬆，因為他們需要正確的為每一支快篩棒做出最精準的判讀，為每一位頂著酷暑的村民健康把關！

經過兩個多小時的快篩勤務，任務結束；女生可愛的笑容、男生超酷的表情下面，是濕透的工作衣。看得出來，他們工作時熱不可知，完成時樂不可支：鄉親全部陰性！

慈濟接種站規畫周全
疫苗安心開打

————資料提供：慈濟基金會、大愛新聞

期待在貼心努力規畫下，順利完成接種，守護好每個人
的健康，平安度過疫災。

••••

新冠肺炎疫情緊張，疫苗的施打成為人人迫切期待的需
求，為了協助疫苗施打，讓人人都能擁有面對疫情的抵抗
力，慈濟基金會在 6 月 5 日發布公告指出，基於關懷與協
助「全民施打新冠病毒疫苗，守護全民健康」，將依地方
政府需求，在評估可行下，提供靜思堂、慈濟園區做為縣
市施打新冠病毒疫苗的場所。

會所支援場地　全臺疫苗暖心開打

消息一出，不少縣市政府都和慈濟基金會接洽，希望能
夠讓疫苗的施打有夠完善的場地；慈濟基金會也從善如

流，讓因為疫情而暫時停止活動的各地會所，有了更積極的利用。

　　包含新北、新竹、彰化、嘉義、臺南、屏東、花蓮、臺東八縣市的會所投入十四個疫苗施打站，經過了連日來的籌備，規劃動線、分區管理、準備物資等等工作陸續完成，在疫苗到位之後，各地會所便配合地方政府，開始進行疫苗施打。

　　首波施打對象以年長者為主，在莊嚴的殿堂裡頭，醫護和志工的細心呵護，一幕幕溫馨的影像，映入眼簾。

靜思堂接種站設想貼心　長輩打疫苗不忐忑

　　慈濟基金會在新北市轄內包含新店、雙和、板橋、三重、蘆洲的五個靜思堂，配合政府規劃為「中、大型接種站」。

　　考量第一梯優先施打對象為安排設籍新北市八十五歲以上的長者，團隊從慈濟的醫護團隊到慈濟志工，無論是空間規劃、動線引導、人員陪伴等，盡量貼切每一位長輩及陪伴家屬的需求，同時也兼顧基本的防疫準則，用心營造溫暖與溫馨兼具的疫苗施打場域。

　　部份長者未報到時間，即提前到來，志工悉心請他們暫

且在花圃、樹蔭走道的座椅等待，也設置了看板方便民眾了解注意事項。周全的準備，讓會眾安心許多。

新店區區長朱思戎至新店靜思堂關懷時表示，看到舒適寬敞的環境中，長輩們有家人或親友陪伴依序報到、完成施打感到欣慰：長者在資料填寫區，也許視力、聽力影響沒有辦法填寫時，都有慈濟志工隨時從旁協助。」

少數高齡長著須乘坐輪椅，也特別規劃輪椅施打區，既不影響動線，也讓老人家能夠安心休息。「希望我們提供的是有溫度的施打環境與氛圍。」

臺北慈院徐榮源副院長也感恩大家協助完成守護生命、守護愛的神聖使命：「民眾來到慈濟靜思堂，能夠放下忐忑的心，放心接種疫苗，阻擋疫情的傳播。」

為了讓民眾識別，醫師們在防護衣外層都貼有大大的識別證，讓接種的長者們及陪同的家屬能更安心。

「貼上識別證主要是為了表達尊重及以示負責，讓長者們知道為他服務的醫師是誰，增加信任及安全感。」臺北慈濟醫院趙有誠院長表示，注射前，醫師會先簡單介紹自己再進行問診。

施打完畢在「留觀區」休息的時間，慈濟也安排相關影

片，有疫苗保護也有心靈守護。一路下來，長者對於疫苗施打，經過衛教及醫護的說明，放下心中忐忑，最後安心滿意的離開。而長者離開時，志工也用心準備淨斯結緣品，祝福大家平平安安，期待在大家的努力下，順利完成接種，守護好每個人的健康，平安度過疫災。

公費疫苗開打　大林慈院前進社區為民服務

嘉義大林慈濟醫院配合中央政策，在大林國小育英堂針對八十五歲以上長者、六十五歲以上原住民展開首波疫苗施打，共計六百多位民眾預約及完成施打。

現場考量長輩行動不便，以日本的宇美町式施打法，讓長輩排排坐好，由醫護走動來施打疫苗，不少老人家大讚便捷的速度及親切的服務，無形中也減少了緊張感。

大林慈濟醫院院長賴寧生特地利用空檔之餘，前往現場關懷民眾施打情況。副院長林名男也在一大早場地佈置後趕往現場；他指出，雲嘉地區老人居多，加上八十五歲以上長者多數行動不便，所以參考宇美町式施打法，希望一次性服務打好打滿。現場開了三個動線，包括醫師、護理、行政等三十多位同仁服務，另外還貼心設置福慧床休息

區，供施打後頭暈不適的民眾可以躺著休息。

即使戶外報到處有搭棚及架設大型風扇，但在高溫日晒之下，還是讓不少長輩體溫、血壓飆高。一旁的工作人員則協助民眾從量體溫報到直到留觀等流程，進行順暢。

大林慈濟醫院又陸續在中埔國中、梅山國小、溪口國小，為民眾服務，期盼疫苗為偏鄉長輩帶來保護力。

花蓮慈濟醫師自製輕鬆衛教影片　讓孕婦放心接種

中央開放孕婦接種莫德納疫苗，花蓮慈濟醫院已為超過百位孕婦施打疫苗，婦產部副主任高聖博醫師還準備自製的衛教影片，希望以輕鬆聊天的方式，為孕媽咪解答注射疫苗的疑慮，解緩緊張的情緒。

高聖博醫師表示，這次為了讓孕婦媽媽們安心，除了有婦產科醫師在現場提供諮詢外，也準備了自製的衛教影片，讓媽媽們在疫苗注射前後，都可以直接掃描 QR Code，就可看到以輕鬆聊天的影片，一一為孕媽咪解答。

慈濟醫院醫護及志工的諸般用心與貼心，只為讓民眾注射疫苗安安心心。

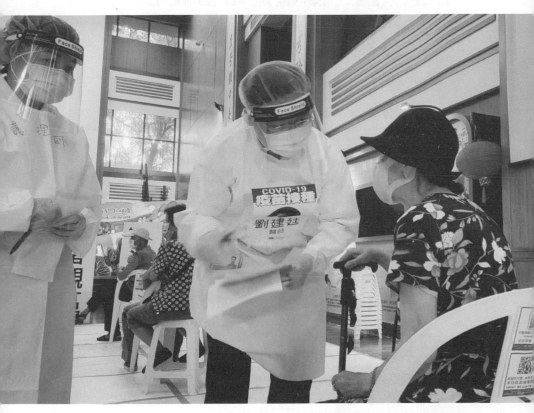

新店、雙和、板橋、三重、蘆洲等五個靜思堂規劃為疫苗接種
站，臺北慈院團隊進駐施打。為便於識別，醫師們在防護衣外
層貼有大大的識別證，讓接種者更安心。（攝影／陳羅美珠）

細心照護　讓重症患者安心

————資料提供：人文真善美志工、慈院公傳室

疫情隔離期間，如何讓確診重症患者乃至癌末病人安心治療，更考驗著醫護人員的耐心與細心。

．．．．

辛苦的醫護人員，往往一點巧思與貼心地為病人考量，便能讓病人不安的心沉靜下來。

讓「娃娃」陪伴老奶奶

臺北慈濟醫院有一位老奶奶確診感染。之前，她在自家附近的醫院就診；但因為她本身罹患失智及躁鬱症，因此住在他家醫院之際，常擅自離開病房。

轉送到慈濟醫院之後，老奶奶住進隔離病房；因為安全考量，隔離病房是上鎖的；想不到，老奶奶竟用湯匙撬開病房、跑了出去。這當然有院內感染的高風險存在。

感染新冠，家人也不可能來陪；家人對跟護理師說，他

們的媽媽只要旁邊有一個人，即使不講話，也會讓她比較平靜。

護理師與醫師面對這個困境，總不能每天指派已經不足的護理師坐在病房；於是，他們想出一個好方法。他們找來一個跟人一樣大小的充氣娃娃，細心地畫上五官，充氣後再穿上防護衣，放在老奶奶的病房裡，就像是一個人坐在病房裡。老奶奶真的從此就安靜下來，可以專心養病，安靜地接受治療。

肺炎專家兼治酒、毒癮？

邱勝康醫師是臺北慈院感染科新兵，其實之前已經在其他教學醫院有負壓隔離病房醫療經驗。才來臺北慈院兩個多月就遇上疫情大爆發，他當然要上第一線。但接下來他遇到一個三十八歲男性確診者，之前 5 月份就住過檢疫隔離旅館，後來解隔離，6 月中回到社區，因為吸毒，拿刀和表姊夫互砍，手和耳朵受傷，人也在發燒，所以送來臺北慈院急診！

當下他核酸檢測又是陽性，又是一個陰轉陽的案例。他的驗尿結果，安非他命、安眠藥、嗎啡都呈現陽性，很顯

然酗酒又吸毒。

「照道理，酗酒吸毒有傷害傾向的病人，應該住到精神專科醫院。很不幸的，他同時有新冠肺炎，精神專科醫院也不敢收，所以只好送來臺北慈院。其實我一點經驗都沒有，因為我是內科醫師，照顧肺炎沒有問題，但是照顧毒癮有傷害傾向的，我不大有經驗。」邱勝康醫師講的是實話；他更擔心的是，病人會不會在病房裡鬧事，或者傷害到誰，之前不就有病人砍傷護理師事件嗎？

「當下我真的很惶恐，就去和護理長討論。我記得很深刻，護理長辦公室有兩個座位，後面有一張上人的法相，右手有一本《心經》，當我失神不曉得怎麼處理時，突然浮現《無量義經》主題音樂裡的『靜寂清澄 志玄虛漠 守之不動 億百千劫』，所以靜下心來，觀自在，處理這位病人。」

邱醫師會診精神科主任，先開好酒癮與精神病用藥，而且建議要安檢環境；於是，美慧護理長在病人還沒進病房前，就仔細查看病房每個角落，有沒有任何可能造成傷害的物品，包括點滴架、窗簾的線、紅燈的線等，全部收拾乾淨！

「病人來了以後，護理人員做的第一件事是什麼？拿麵包給他吃，給他喝麥茶，因為我們知道他在急診室待了一天，可能肚子很餓。接下來幫他清潔身上的汙漬還有血跡。」

專責病房裡的醫護同仁很多都是為人父母者，要兼顧防疫和照顧在家學習的孩子好難，經常幾天回不了家、進不了家門，邱醫師以團隊合照祝福大家，「我們虔誠祈禱疫情早日消弭，讓小朋友都可以回學校上課，社會各行各業恢復生機。」

專責病房裡用柔軟緩和不安情緒的點點滴滴，用心、用法寶果然不一樣。

自己呼吸的感覺真好　花慈新冠重症出院

2021 年 5 月底被確診感染新型冠狀病毒肺炎的林女士（化名），因為病情的變化，被轉送至花蓮慈濟醫院重症專責病房治療，當時兒子透過網路為母親集氣祝福，網友們紛紛為這位「安全帽阿姨」祈福。

經過花蓮慈院中西醫團隊合力照護後，林女士從重症轉為輕症，並在 6 月 18 日成功移除呼吸器，6 月 26 日下午，

歷經將近一個月的住院，終於帶著醫療團隊祝福，由家人辦理出院，預計將會先住進防疫旅館。

26 日下午，花蓮慈院院長林欣榮、重症加護內科病房主任陳逸婷、醫務部主任吳雅汝與護理部主任鍾惠君等團隊成員，為林女士送上安心祝福包及淨斯本草飲濃縮液。由於林女士部分家人正在自主健康管理中，團隊透過視訊連線，讓林女士與家人分享出院的歡喜。林欣榮院長現場也與林女士一起唸出證嚴法師的祝福信，為他及家屬加油打氣。

「除了感謝還是感謝！」林女士表示，其實自己對於住院前期完全沒有印象，當時就像沒有意識一樣，等到醒過來之後，花蓮慈院的醫療團隊給了他很大的關懷與支持，尤其是當時在移除呼吸器的時候，由於有過一次評估後還需要重新置放插管的經驗，所以林女士跟團隊的壓力都很大。終於，在 6 月 18 日移除呼吸器，林女士可以恢復自主呼吸。

林女士說，可以清醒著自己呼吸的感覺，就好像人生重新來一次一樣；團隊中的吳雅汝醫師當下給了她一個擁抱，這是她確診被隔離後第一個接受到的擁抱，也是她重

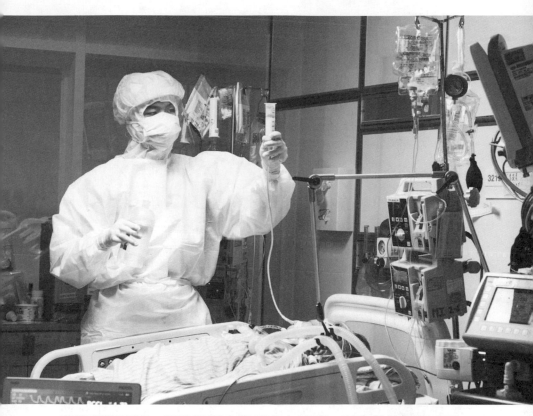

疫情隔離期間，讓確診重症患者安心治療，更考驗著醫護人員的耐心與細心；慈濟醫院醫療人員總是專心地近身照護確診病患。（圖片 / 臺北慈濟醫院提供）

生後的第一個擁抱，真的好溫暖。吳雅汝醫師回憶起當時的情境，心裡只有一個念頭，能自在呼吸是多麼值得高興的事，「我的肩膀能讓妳依靠」。

被網友暱稱為「安全帽阿姨」的林女士，出院後最想做的事情有兩件，第一件就是想送醫療團隊一人一頂安全帽，感謝花蓮慈院守護她的健康，希望自己也能守護醫療團隊的安全。

另外一件事，就是換上便服跟八十多歲的母親視訊。原來，林女士與家人因為害怕母親年紀大，無法承受女兒罹患新冠肺炎的壓力，一直不敢告訴母親，年長的母親還在念這陣子怎麼都沒看到女兒；還好，現在平安出院，可以健健康康地向母親請安，讓母親能安心。

一窗之隔解思念　心蓮病房另類見面會

新冠疫情嚴峻，心蓮病房暫停家屬探病，讓病人出外散步的對外中庭側門也關了起來，無法進出。

有次，家屬堅持要來病房探視，但礙於防疫規定，無法如願。家屬拜託是否可以隔著玻璃見面？護理長黃美玲知道，安寧病房病人與家屬相見，見一次少一次，確認不影

響感染控制後，讓他們隔著落地窗見見聊聊。

　　推病人出病房很費功夫，但看護們為了安定病人家屬的心，願意花時間好好促成，於是就成了「另類見面會」的安排。

　　有一位癌末病人轉到心蓮病房前，家屬幾乎天天探視，轉到心蓮病房碰上疫情升溫，無法探視。黃美玲護理長看到病人血壓已經在八十左右撐了一天，多年經驗感覺病人好像在等什麼。

　　聯繫女兒時，女兒說，爸爸已經幾個月沒看到媽媽，也許在等待媽媽，想見最後一面。聯繫後，病人太太在毛毛細雨的天，來到中庭花園隔著窗與病人道別，輕說著要安心，會好好照顧自己，提醒先生要跟緊菩薩腳步。道別後，病人當日下午四點安詳往生。

　　黃美玲相信，最後的會面，家屬與病人雖然無法彼此握手道愛、道別，但能見上面，有形的玻璃也化成無形，彼此都沒有遺憾。

孩子別怕！好好長大……

————資料提供：臺中慈院、大愛新聞

在這陣疫情中，有不少小朋友缺少家長照顧，甚或自身確診；慈院醫護的用心，讓他們能繼續安心長大……

••••

防疫工作擺優先，有許多醫護人員難以照顧到自己的家人；無私大愛精神，令人疼惜與讚歎。

醫檢師抗疫忙翻　遺憾難陪伴孩子

疫情嚴重，檢體爆量，醫檢師人力吃緊。在臺中榮總，三十八歲的醫檢師李佳蓉，身為人母，兒子進行扳機指手術時，卻沒辦法陪伴身旁，即使難過地躲進廁所偷哭，還是堅守工作崗位，完成醫檢任務。

談起心心念念的兒子，李佳蓉語帶哽咽：「爸爸（先生）他有傳兒子的照片給我，我就是看著兒子的照片，自己一個人躲在廁所裡面哭。」

李佳蓉是醫檢師，孩子動手術時她還在工作；疫情爆發後，工作量變成十倍，只能靠檢驗室四個人日夜輪班。

在疫情嚴峻下，工作和家庭難以兼顧，尤其孩子需要的時候沒能陪伴，對李佳蓉來說更是痛苦。「因為工作，我沒有辦法陪伴孩子，尤其是當他在最需要我的時候；我覺得自己沒有做好一個母親的角色，讓我很愧疚。」

不過，她又說：「我覺得醫檢師的角色是守門員的角色，需要非常大量的專注力在工作上。我看著兒子照片哭完之後，一樣把眼淚擦乾，繼續回到工作崗位。」

即使內心煎熬，李佳蓉仍選擇在前線協助抗疫。這也是許多第一線醫護的選擇。

護理師代母餵奶一歲確診娃

新冠疫情延燒期間，全民陷入隨時可能染疫的恐懼；醫護人員依舊守在第一線，照顧所有需要幫助的病患！

臺北慈濟醫院一名年僅一歲的確診兒，好不容易達到解除隔離標準，但其母親還在來醫院的路上，醫護人員悉心餵寶寶喝奶。超感人的風景被拍下並放上社群媒體：「在緊張、忙碌的氛圍裡，我們看見 # 世上最溫暖的風景」。

據了解，該名確診兒當初跟外婆一同確診，並住進了醫院。幾天後，小病人達到解隔標準，終於可以回家；無奈的是，外婆出現隱形缺氧的症狀必須插管，但寶寶的媽媽還在來醫院的路上！

臺北慈院表示，護理師擔心插管畫面嚇壞年僅一歲的小病人，趕緊將她帶出病房，在護理站當起保母，餵寶寶喝牛奶。旁邊的護理師則拍下這幕有愛又動人的畫面。

網友看到照片紛紛留言：「真的忍不住的大哭，辛苦您們了」、「非常有溫度、很美的畫面」、「謝謝所有的醫護警消人員」、「有你們真好！」

收治重症孕婦　剖腹產母女均安

臺北慈濟醫院在 5 月 27 日替一名新冠肺炎重症的孕婦接生。

這位媽媽懷孕三十二週，但病情已經到了要插管的地步；醫護團隊為了保全母女安危多次商討，最終決定使用剖腹產，讓媽媽可以減輕負擔，專心對抗病魔。小寶寶因為早產體重不足，院方安排她住進加護病房觀察。

臺北慈濟醫院婦產部產科主任張銀光表示：「（媽媽）

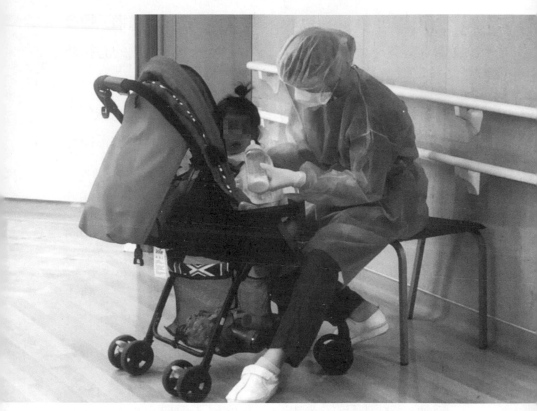

跟孩子一起住院的外婆出現隱形缺氧症狀、必須插管，護理師
擔心嚇壞年僅一歲的小病人，趕緊將她帶出病房，在護理站當
起保母，餵寶寶喝牛奶。（圖片 / 臺北慈院提供）

肺部大概有一半已經呈現白化的現象，呼吸狀況也已經到了快要插管的地步。由於治療的需求用了某些藥物，怕會影響到嬰兒；嬰兒如果先出來，也可以減輕媽媽的心肺負擔。所以選擇讓小朋友先出來，再來好好治療媽媽。」

為了確保安全，醫師特別安排在負壓隔離手術室進行剖腹，醫護人員全副武裝，戴上三層手套，大大增加手術難度。

護目鏡會起霧，影響到醫生視線，體熱會被悶在這些裝備裡面，對體力的消耗來說很大，開刀期間也不能上廁所或補充水分。

寶寶因為早產，體重只有一千五百克，加上器官發育不全、出現呼吸窘迫，而住進加護病房，安放在保溫箱觀察；此外擔心母體垂直感染，院方安排在四十八小時內，進行兩次的快篩和 PCR 檢測。

醫護團隊克服萬難，盡全力照顧母子健康。產婦術後持續接受治療並康復出院；不過因為早產，寶寶必須住在小兒加護病房照顧，等於產後都沒辦法見到小孩。

一個月過去後，小孩健康恢復穩定、可以出院，夫婦從宜蘭開車到臺北慈院，開心迎接女兒回家，一家三口也終

於團圓。

與確診小病人分享　醫護孩子獻愛心

臺中慈濟醫院收治確診病人中，有四個家庭共五位小朋友。護理與社工團隊知道小小孩關在病房，不只不容易照顧也確實讓人心疼。他們不只照顧孩子們的健康，也扮演「支援前線」的角色，添衣、募玩具、提供生活所需，在防疫的嚴肅氣氛中，給孩子們許多溫暖的祝福。

四歲唐唐跟媽媽都是篩檢確診，兩人住同病室。他們來到隔離的病室，唐唐就喊冷，志工組組長黃明月立刻提供全新衣服送上病房。社會服務室社工也立刻募集童書，拍下封面透過通訊軟體讓媽媽給孩子挑書。更有包括證嚴法師信函在內的防疫包，讓他們使用。

護理長廖唯欣透過視訊聯繫時，發現唐唐穿著媽媽的外套，拖在地上跑，媽媽也穿上輕羽絨背心；她想到，病室全天抽風、溫度較低。恰好自己的孩子跟唐唐一般大，就跟兒子勸捐小針織外套來幫確診孩子；兒子不只答應，還畫了祝福圖來加油。

三歲的緯緯和爸媽一家三口去北部旅遊寄宿親戚家，回

臺中後發現親戚確診，一家三口框列篩檢，結果爸媽陽性確診，只有緯緯檢測多次都是陰性。因親戚都在北部，中部沒有親友可以照顧，因此一家人都收住同一病室。

團隊擔心緯緯在封閉空間會不安吵鬧，陳立修醫師回家就跟讀幼稚園的女兒分享病房小病人的狀況，問可不可以分享她的玩具、讀物？女兒很快說可以借玩具；陳醫師告訴女兒「不是借的，是要送給對方」，女兒大方說好，整理繪本、樂高等玩具送給小朋友。

緯緯跟爸爸住院十四天後，CT 值達到出院標準，僅剩媽媽住院。爸爸感謝團隊，知道小孩參與隔離，主動提供解悶與解饞的東西，覺得很窩心。

醫師護理師在第一線防疫，還記得與家人分享第一線看照顧病人的情況，更在與家人、病人的互動中，傳遞著溫暖的生命教育，傳承著愛人如己的初心。廖唯欣說，銜命到隔離病房要有戰士般的勇氣，堅持帶著病人和團隊成員，都能平安健康的離開第一線戰場。

看到團隊把小病人當心頭肉，廖唯欣說，我們一定能做到！

人人
為我

為辛苦的醫護加油，
讓我們彼此相挺！

為醫護打氣　暖心飽胃又好眠

——資料提供：TCnews 新聞中心、大愛新聞、人文真善美志工

醫護忙到吃不好、睡不著；志工及時的愛心宅配與關懷，
讓白衣天使能止飢安睡、安身更安心。

‧‧‧‧

「當我有難，慈濟都在，銘記在心。」十七年前 SARS
期間，曾在和平醫院吃過慈濟志工提供的餐盒，這次在中
興醫院又有機會吃到，一位醫護人員留紙條在回收的餐盒
裡，表達心意！

我有難你都在　醫護留紙條說感恩

新冠肺炎疫情嚴峻，防疫如作戰，醫護人員站在第一線
最是辛苦。臺北市中山及大同區的慈濟志工，感恩醫護人
員勇敢付出，並響應慈濟基金會發起的蔬食抗疫活動，自
2020 年 3 月 16 日起至 31 日，準備齋戒便當，供應臺北
市立聯合醫院中興院區醫護人員午餐，為他們加油打氣。

聯合醫院中興院區行政主任陳靜琳坦承，接到慈濟志工訊息時，著實感到意外，納悶怎麼可能連續十五天免費供應？也覺得不好意思，但得知慈濟推廣茹素，希望人人提起正念，為消弭疫情盡心力，也歡喜接受，表示很榮幸中興醫院有機會與慈濟結這份緣，也很感恩。

「當我有難，慈濟都在，銘記在心。」SARS 期間就吃過慈濟便當的同仁，寫下心意。第一次吃到的也大讚好吃，有人說「和一般素食不一樣，沒有所謂的素食味」；也有人說「飯菜量很夠，超好吃」。

感恩防疫前線　邀素餐廳為醫護送餐

2021 年 6 月，因疫情突發期間，醫護與警消人員走在第一線，工作量倍增，相當辛苦。慈濟志工發起送餐活動，將為期兩週，邀請素餐廳，準備午晚餐素便當，為第一線人員打氣。

七百多個飯盒，由慈濟志工親自配送，防護配備，穿戴齊全。趕在中午之前，要送往臺北市四家醫院，為醫護送暖打氣。

本土疫情蔓延，醫療人員走在最前線，便當送達，護理

師分享，護理長一天只睡三個小時，志工好生不捨。同樣身為第一線，疫情之下，警消人員工作量也暴增，素便當為他們補足能量。

士林分局偵查大隊長吳坤安表示：「送這個素食的便當來鼓舞我們，在此跟慈濟的師兄師姊說聲感恩，希望我們同仁吃了素食便當，身體更為健康更為平安。」

送餐慰問，為期兩週，關懷不中斷。這分初發心不只為醫護警消，也為餐飲業著想。慈濟志工紀雅瑩說：「有些素食餐廳就是面臨要關門的困難，因為都沒有營業；我們就想，借他們的力來做的話，那是不是可行？」

提出構想，大家一起成就。慈濟志工陳明澤表示：「我們要推動素食，這個是一個很好的因緣；另外，因為我們看到醫護在搶救生命的付出，實在太偉大，所以我們來承擔做素便當。」

疫情肆虐，志工持續付出，把握機緣，推素護生，為全臺祈福。

防疫給活力　即泡即食為醫護補充量能

因應疫情，臺南市衛生局自 2021 年 5 月 18 日起，以

臺南市東區衛生所為首站，逐步於各區衛生所設置戶外篩檢站。目前已有三十多個篩檢站，其中有十五個篩檢站是需要長時間執行篩檢作業的單位；醫護及工作同仁，責任越大，壓力也越大，辛苦自然不在話下；因工作性質，他們也不宜離開崗位到外面用餐。

感恩站在防疫第一線醫護人員無畏的付出，6月2日慈濟基金會捐贈了六十箱由慈濟精舍協力廠所生產，沖泡即可食用的方便包天然健康食品，內含十全食補鍋冬粉、鮮菇芋香米粉、蔬食糙米鹹粥、及淨斯豆漿粉。讓醫護同仁可以在有限的時間及空間裡，即刻補充體力。

臺南市衛生局主任秘書汪群超代表接受。「在這疫情嚴峻的時刻，慈濟基金會能幫我們補充這麼多營養食品，真的就像是及時雨，不僅給同仁體力上的支持，更帶來精神上的加油打氣，這分大愛讓我們更有力量，可以竭盡所能服務民眾。」

東區衛生所所長林曉玫，本身也是護理師，同仁們狀況她掛在心上，「在這非常時期，這樣隨沖即食的方便包，對我們而言非常方便，能及時有效的補充身體所需的能量，真的感恩大家。」雖然戴著口罩，打自心底的感動，

掩不住眼底的笑意。

年輕的護理師楊雅，也靦腆地感謝大家。「至少不用再餓著肚子，可以先止飢一下，真好！」防疫時期，責任制超長的工作時間，她沒半點怨尤；如今有愛的支持，笑得更是燦爛！

暖心　好友團為臺中慈院串連補給線

臺中慈濟醫院成立專責病房，協助政府設立快篩站、疫苗施打站，甚至遠赴苗栗幫忙篩檢。團隊全力以赴做防疫獲得迴響，醫護同仁朋友圈串起好緣分，慷慨捐贈的飲食支援，就像是一條補給線，輸送物資外也送給全院同仁溫暖。

胸腔內科醫師劉建明是防疫最前線的醫師，他的朋友知道團隊在照護第一線常會誤餐，特別請他調查統計需求午餐的同仁數量，再請蔬食店送餐。劉建明醫師說，蔬食店老闆很有心，每個餐盒上都附有手繪卡片和加油字句，不僅幫大家補充營養，也讓大家心靈得到鼓勵。

心蓮安寧病房家屬看到醫護與行政同仁在院區高架道路下空間執行快篩任務，經常揮汗如雨，感恩醫療同仁對家

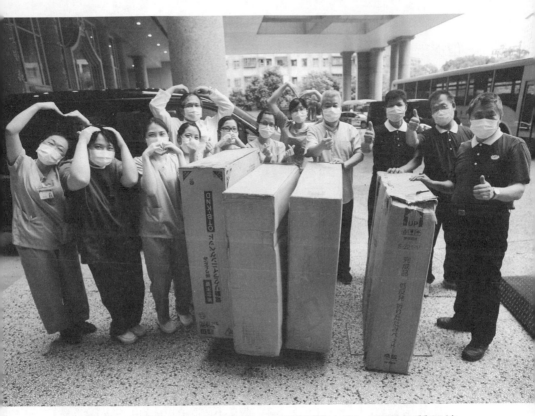

臺北慈院志工顏煌彬得知護理人員因床鋪太硬,睡眠品質不佳;
特別聯繫二手輔具平臺志工,準備十二張鋪有軟墊的折疊式陪
伴床送往醫院,讓護理人員能充分休息。(攝影／葉晉宏)

人的照顧，特地訂購三十箱運動飲料，幫他們補充水分。

社會服務室同仁張李基說，原本家屬是想送珍珠奶茶，但與統籌篩檢站作業的賴怡伶主任討論後，發現室外炎熱，奶茶容易變質，戶外場地也不好存放。運動飲料可補充同仁水分與電解質，有瓶蓋鎖緊不怕翻倒，是方便好選擇。

已退休的國中老師看到醫療機構人員為疫情忙碌，一直希望能為防疫人員付出，想起在醫院擔任社工師的學生蔡靜宜，希望他幫忙圓滿心意，從臺南匯了二萬元，請蔡靜宜幫忙張羅社工師與護理師們的需要。

蔡靜宜說，原本想採購點心與社工師和護理師分享；不過，社工師與護理師在第一線工作，常忙到沒時間吃東西。和同事討論後，決定採買珍珠奶茶，讓護理師與社工師們忙碌的工作空檔能墊墊肚子，補充體力。

張李基表示，醫院前線、後線單位都為防疫而努力，送來物資也要切合不同任務同仁的需要，像快篩站就不合適送珍珠奶茶，反而是補充電解質的運動飲料更合適，因此分類送達更可以貼心地物盡其用。用心當下，成就防疫的美善循環。

各界送愛溫暖醫護心　攜手抗疫共度危難

　　大林慈濟醫院醫療團隊在第一線辛苦防疫中，社會各界愛心紛紛湧入。6月10日上午，發起公益愛心禮盒感謝醫護的財團法人若竹兒基金會董事長林朋輝，第一站先抵達大林慈濟醫院，贈送五百份禮盒。醫護享用由院生親手製作的餅乾，格外窩心。

　　林朋輝說，這波疫情全國的醫護人員都很辛苦。若竹兒成立二十三年來，一路受到社會大眾的幫忙與支持；如今稍有能力，也想要回饋社會。因此募得包括恆青機電有限公司等企業友人約三百萬元款項，將募得款項全部用來準備 3205 個餅乾禮盒，分送嘉義縣市八家醫院，代表企業團體對醫護人員的支持，也感謝慈濟醫院對社會的貢獻。禮盒內包括小包裝的若竹兒手工餅乾以及咖啡、茶葉等，希望讓同仁安心享用。

　　連日來各界愛心不斷湧入醫院，從吃的到防護用品都有。賴寧生院長的病人寄來三百份防護面罩，慈濟志工捐贈防護衣及防護面罩，彰化與高雄的慈濟志工集資捐贈兩座正壓篩檢站、臺南的素食餐廳連續多日捐贈兩百個素食

便當，嘉義及雲林的慈濟志工因為疫情期間無法到醫院服務，也集資送來蘋果、香積麵、餅乾、能量飲等，讓大家在百忙中能補充能量。

祝福醫護同仁都平平安安，希望溫暖醫護人員的心，一起打贏這場抗疫戰爭！

愛心軟鋪宅急便　助白衣天使好眠

除了常不能好好用餐，疫情期間，許多第一線的醫護人員必須與病患近距離接觸，因為擔心自身工作造成家人染疫，選擇外宿或直接睡在醫院中。

長期在臺北慈濟醫院擔任醫院志工的顏煌彬聽到防疫專責病房護理長提及有些護理人員提到因床鋪太硬，造成睡眠品質不佳，無法好好休息。因此，他特別聯繫慈濟二手輔具平臺的志工，於 6 月 1 日準備十二張鋪有軟墊的折疊式陪伴床送往醫院，讓白衣天使們能得到充分休息，迎接每天辛勞的防疫工作。

來自桃園的志工彭振維本身在醫院擔任保全，十分清楚醫護人員的辛勞，聽到臺北慈濟醫院有需要支援運送陪伴床的任務，義不容辭地擔起責任。

接到彭振維的電話，志工曾慶安趕緊前往桃園倉庫清點庫存，找出五張全新已經組裝完成的陪伴床，四張全新待組裝的陪伴床與零件，總共九臺，開始和蔡輝錫師兄一起檢修、組裝與清潔消毒。在基隆的慈濟志工吳文讚在接到消息後，也趕緊到倉庫拿出三床全新的陪病床，進行消毒。希望讓護理人員可以有一個舒適的休息床鋪，養精蓄銳。

看到志工送來了十二床全新鋪有軟墊的陪病床，臺北慈濟醫院副院長張恒嘉及護理長陳美慧代表醫護同仁向志工們道感恩。

長期擔任醫院志工的顏煌彬表示，防疫期間，護理人員十分辛苦，白天、黑夜都在為了服務病患在努力；我們付出這個小小的心意，能夠安他們心、安他們身，讓他們能保有更多的體力，再去服務別人。

捐輸防疫物資　守護第一線醫護

──資料提供：大愛新聞、臺中慈濟醫院、TCnews 新聞中心

這段期間，醫院收到很多十方大德的愛心。有愛無礙，疫情終會過去，愛與溫暖則能永留於心，共同為臺灣加油！

••••

疫情爆發以來，對於相關防疫物資的耗用是一直有需求的必要性；慈濟一本初衷，善盡本分，用行動守護臺灣！

火速！四天完成四座篩檢站

2021 年 5 月，臺灣疫情突發，防疫工作分秒必爭。慈濟在高雄組建四座組合屋篩檢站，除了已安置的路竹及美濃組合屋篩檢站，另外兩座各三十坪的組合屋篩檢站，座落在榮總及長庚醫院。志工克服地形不便，趁天氣轉晴，快速搭設組合屋篩檢站協助防疫工作。慈濟志工鄭楊慶與高雄榮民總醫院院長林曜祥，針對組合屋的建構討論取得

共識，隨即加緊趕工。

看著營建人員，不怕麻煩辛苦地為醫院搭建組合屋，院長林曜祥很感動：「緊急的處置或是分艙分流，把一些比較特殊的問題，會移到這裡來做，減少院內感染的機會，謝謝慈濟推己及人、愛人愛世界的一個胸懷。」

高雄市長陳其邁，也在防疫會議上表達謝意：「我也要特別感謝慈濟基金會，捐贈高雄市在路竹公園跟美濃、高雄榮總跟長庚醫院的採檢站，特別對慈濟基金會要表達特別的感謝，讓我們在防疫的過程裡面，能夠有堅強的靠山。」

齊心合力，慈濟志工和營建團隊四天完成四座組合屋篩檢站，擴大高雄的快篩及醫療量能。志工方上榮表示：「這個是緊急快篩用，未來可能也是可以利用為注射疫苗的一個地點，因為這是屬於大型的。」

6 月 10 日，在端午節假期前，分別有臺東縣及臺南市兩處慈濟援助的篩檢站啟用，在新冠肺炎疫情正在部分縣市出現嚴重疫情之際，慈濟在全臺十縣市，協助縣市政府支援設置二十四個篩檢站，若包括慈濟的花蓮、臺北、臺中、大林等醫院設置的篩檢站，慈濟在全臺北、中、南、

東篩檢站的設立，串成一個全臺綿密的防疫篩檢網。

臺中校長親見中慈醫護辛勞　發起教職捐款助防疫

　　教職病人感謝救命轉贈捐款、學校老師奉獻端午禮金；兩項來自杏壇的捐款讓臺中慈濟醫院同仁在防疫嚴肅氣氛中，感受陣陣溫暖。臺中慈院院長簡守信代表接受捐款時，感動表示，醫院同仁能夠完全體會病人與老師們的付託，責無旁貸地在第一線，為防疫、為搶救生命而付出。

　　位在潭子區的弘文中學是臺中慈濟醫院的好鄰居，看見疫情造成社區群眾的恐慌，見證到慈濟醫院全體同仁，不分晝夜不辭辛勞執行第一線防疫工作，校方特別在線上導師會議時，呼籲老師捐款支援醫護。

　　弘文中學董事長廖勝揮、校長張輝政於 6 月 18 日率領教師代表，到臺中慈濟醫院捐贈教職員工防疫捐款十三萬五千元，並帶來子女精心繪製的「疫情退散」打氣圖卡，由簡守信院長、王人澍副院長受贈並回贈感謝狀。

　　張輝政校長表示，教職員工自願捐出端午節禮金，是表達對醫療人員為防疫付出的尊敬，傳達溫馨鼓勵，希望教育與醫療單位在不同崗位付出，期許疫情早日過去，社會

更吉祥平安。

另外還有一位年輕女老師，因病引發多重器官衰竭，在臺中慈濟醫院輾轉進出加護病房，生死掙扎一百零五天後，終於順利出院。她表示，住院期間，見證醫療團隊接力治療，護理師用心照護。如今重獲生機，雖還要洗腎，仍在與家人商量後，將保險理賠金湊滿一百萬捐贈醫院，除表達感謝也圓滿行善心願。希望捐款可以為防疫辛勞的所有醫院同仁鼓舞打氣。

簡守信院長表示，獲得教育界的老師團隊的捐款鼓勵滿心感動，不是金錢而是捐款承載的一份溢於言表的鼓勵。他期許同仁，把老師們的感謝、期許與支持，落實到醫療現場，不只是責無旁貸的防疫，更要精進醫療照護能力，成為守護生命守護健康的堡壘。

防護面罩援醫院　串起防疫關懷網

為關懷及提升高雄地區醫療院所防疫能量，高雄慈濟志工於 6 月 18 日分別前往高雄市各地區醫院與區域醫院及一家衛生所，提供五千六百片防護面罩，供十四家醫院第一線醫療人員使用，同時，也支援兩千片防護面罩供篩檢

站醫護使用。

這一波支援的區域醫院包含：高雄市立大同醫院、阮綜合醫療社團法人阮綜合醫院、高雄市立聯合醫院、高雄市立小港醫院、國軍高雄總醫院左營分院附設民眾診療服務處、國軍高雄總醫院附設民眾診療服務處、義大醫療財團法人義大醫院等七家。

在地區醫院方面，志工們也前往高雄市立民生醫院、天主教聖功醫療財團法人聖功醫院、高雄市立旗津醫院、高雄市立岡山醫院（秀傳）、高雄市立鳳山醫院、行政院衛生福利部旗山醫院、高雄區岡山空軍醫院民眾診療處，合計一共贈送防護面罩五千六百個。

接過面罩，國軍高雄總醫院左營分院院長陳盈凱少將開心地說：「感恩慈濟師兄姊在大雨中送來珍貴的防護面罩，虔誠感恩與致謝。」

同樣收到慈濟志工送來的物資，國軍高雄總醫院岡山分院也表示：「在疫情期間，慈濟師兄、師姐有感醫護同仁身處高風險感染危機第一線，善心發動志工依中央防疫規定，以『各自在家製作、專人收件寄送』機制，用充滿愛心的雙手製作防疫面罩、以實際行動守護醫療同仁的安

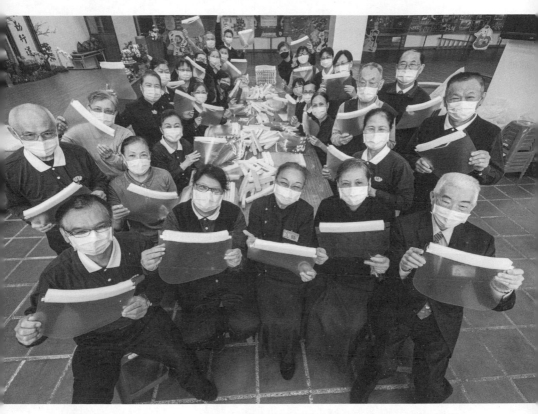

衛福部立桃園醫院發生院內感染期間，高雄慈濟志工於大年初二便到靜思堂趕製防護面罩，趕製出八千多片，並在 2 月 16 日大年初五專車送往部桃醫院。（攝影 / 黃筱哲）

全，令人倍感溫馨。」

賈永婕再送北慈喉頭鏡　抱定主意跟病毒拚了

從愛心便當到救命神器 HFNC（高流量氧氣鼻導管全配系統）再到喉頭鏡，表演工作者賈永婕送愛挺醫護的腳步不停歇。6 月 23 日，賈永婕與夫家一家人親自送七臺喉頭鏡到臺北慈濟醫院供北慈使用，她也在「賈永婕的跑跳人生」臉書粉絲專頁 PO 文指出，「這次就是抱定主意跟死病毒拚了，醫護人員要什麼她就補上！殺死病毒不手軟！大家一起拚一波。」

根據臺北慈濟醫院臉書官網指出，賈永婕與家人送的喉頭鏡，其功用是能讓插管時醫師能與患者保持一定距離，透過鏡頭也能直接看到聲帶的位置，不只便於插管，也減少了醫療團隊在插管時因氣融膠感染的風險。

賈永婕也在臉書粉絲專頁 PO 文指出，之所以會再送喉頭鏡給醫院，其實是她主動去詢問美國紐約醫學中心重症專家 Tina；這位 Tina 在一直守在世界疫情最嚴重的紐約第一線，她的經驗非常的寶貴。之前 Tina 也曾回到臺灣到各醫院演講分享抗疫實戰經驗。

賈永婕也特別詢問，以 Tina 的經驗還有沒有什麼配備是很需要的？Tina 即向賈永婕提及電子影像喉頭鏡。於是，賈永婕就找機會詢問醫院有無需要，得到的答案是：「有，非常需要，真的不夠！因為這是高感染風險的儀器，醫院本來的數量不夠應付現在的疫情。」

後來，賈永婕把握 6 月 23 日陪公公到臺北慈院複診的機會，由公公捐贈七支給臺北慈濟醫院；賈永婕表示，再訂了七十支，且訂購數量還會再增加中，因為各醫院的需求不斷。

臺北慈濟醫院表示，這段日子，醫院收到很多十方大德的愛心，相信有愛無礙，疫情終會過去，而愛與溫暖則能永留於心，共同為臺灣加油。

守護醫護第一線　慈濟捐贈馬偕醫院防疫物資

馬偕醫院在雙北地區除臺北市總院區，還有淡水院區，在疫情嚴峻的時期，肩負收治確診病患的抗疫任務。為固守醫療量能，院方特地向慈濟基金會提出防疫需求；6月 30 日下午，由慈濟志工代表捐贈防護面罩、隔離衣各四千件。

代表受贈的劉明義副院長表示，防護面罩及隔離衣是醫護人員現在最急需的防疫物資，這意味著消耗量大，尤其在穿脫過程難免會有發生破損的情形，或與確診者接觸後也必須立即銷毀，一位醫護人員一天內，都很有可能會耗用掉不只一件的數量，這也與收治確診者人數息息相關。

一同前往的慈濟志工王儷蓉表示，慈濟一直以來秉持落實社區志工關懷鄰里的大愛精神，與馬偕醫院臺北院區均保持密切的互動；對於院方的需求，慈濟竹很樂意能給予適切的幫助。

馬偕醫院感恩慈濟時時關注疫情，並即時回饋來自各方的需要，給予醫護團隊安身、安心、安全的平安健康防護。

自本土疫情爆發以來，如馬偕醫院的全臺不少醫療院所，除了收治確診者，同時負擔設立篩檢站、施打COVID-19 疫苗等任務，對於相關防疫物資的耗用是一直有需求的必要性；慈濟一本初衷，盼能匯聚各方善念及善行，善盡本分，用行動守護臺灣。

不忍醫護辛苦　雲嘉志工贈滅菌設備

嘉義慈濟志工吳漢文平時就參與關懷大林慈濟醫院同仁

的懿德會；他看著「孩子」們堅守醫療崗位的辛勞，感動之餘卻因無法幫忙而心急，便與慈濟雲嘉榮譽董事合資採購體溫偵測與滅菌設備，並獲企業響應加碼。「期待透過這些防疫設備能提供醫療同仁更安全的工作環境，讓他們的家人、就醫的民眾都能安心。」

2021 年 7 月 7 日，由大林慈濟醫院賴寧生院長等代表收下志工的愛心，包括九部超紫光滅菌機器人與兩部遠紅外線體溫偵測儀。七部滅菌機器人及兩部體溫偵測儀將留在大林，另兩部則分別送往斗六慈濟醫院、嘉義慈濟診所發揮守護環境安全的良能。

賴寧生院長感恩志工的付出。他指出：「當地震與疫情發生時，醫院絕對不能倒！大林慈濟團隊努力防疫中，更感恩有志工的強力後援。」

醫療人員辛苦投入中，需要借助科技的幫助來發揮更大的防疫效能。藉由滅菌設備可望大幅節省人力，使醫療團隊全心全意投入醫療工作，讓團隊與設備一起發光，確保環境更安全。

蔬食 有抑疫

人間淨土，由「清淨身心」開始

佛言：「大慧！若食肉者，當知即是眾生大怨，斷我聖
種。⋯⋯是故大慧！若欲與我作眷屬者，一切諸肉悉不
應食。」　　　——《入楞伽經 · 卷八 · 遮食肉品》

••••

佛教根本五戒首重「不殺生」，是指不傷害有情眾生。
因為佛教認為：有情眾生從無始以來都做過我們的父母，
殺害他們並且吃他們的肉如同吃自己父母的肉，是起惑造
業，在六道中流離生死輪迴的主要原因。因此，佛教戒殺，
提倡素食。

為什麼不能為食用而殺生？先不論輪迴，倫理學上先考
量的是：動物能感受痛苦嗎？

悲憫動物的苦痛

動物是否能感受痛苦？這不該再是一個疑問。肯定的
是，包括身體與精神上的痛苦，動物都有感受能力。

十八世紀的英國哲學家邊沁（Jeremy Bentham）便曾為動物提問：問題不是牠們有沒有理智、能不能說話，而是牠們能感受到痛苦嗎？為什麼法律拒絕保護有感覺能力的生命？總有一天，人道／仁慈會擴展到覆蓋所有能呼吸的生命……

當代動物權哲學家彼得・辛格（Peter Singer）在 1975 年的《動物解放》（*Animal Liberation: A New Ethics for Our Treatment of Animals*）一書中引述「面對苦難，萬物皆平等」，其概念接近佛教所說的「眾生平等」。所謂「平等」並非是給予萬物一樣的待遇或權利，而是「平等的考量」：一個有意識的生命，具有感覺能力，能感知喜悅和痛苦；你若能將自己置身在那個角色下，並能感受他的痛苦、喜悅，你的所作所為對這些生命就很重要。

動物雖不必受教育或投票，他們要求的是另一種不同的利益——免於疼痛、免於受苦的權利。「我們知道動物也能感知痛苦，所以我們也理當給予牠們，相同的待遇以及利益。」

因此，哲學教授傅可思（Michael Allen Fox）在其著作《深層素食主義》（*Deep Vegetarianism*）裡提到：「我們每個

人必須面對一個事實，即，我們身為消費者的選擇對世上動物的痛苦、折磨與死亡的數量有相當程度的影響。我們若非選擇成為動物痛苦系統的一部分，就是選擇脫離這個系統。」

取而代之的是什麼呢？人畢竟要吃東西才能活下去，因此傅可思也提到：「由於蔬菜經濟所產生的痛苦與折磨少得多，我們可以合理地設想，它的總體效益將會較大，因此其系統本身在道德上會是可取的。」

肉食的風險

不過，當我們了解牠們被製成食物的過程，包括繁殖、圈養、運送、宰殺等，是繼續漠不關心或是願意為此而改變？對於餐桌上的動物，如果把牠看作肉品，可能會引發食慾、快感；如果把牠看成生命，而且是因為我們而死，是否會引發不安與罪惡感？

若答案為否，或許可再考量肉食可能對人類健康造成的風險。

以歷年來人畜共通的流行病毒案例來看，將動物集中圈養是流行病大肆傳播的罪魁禍首。國際人道主義協會

（HIS）的白皮書便提出畜牧業所產生的五項風險——

病毒擴大：肉類的大量需求，原本的荒野拿來畜牧養殖，野生種和家養種混居一處。

病毒擴增：大量的動物在骯髒高壓環境容易產生新的病毒株。

農場集中：農場的密集度增加了病原體傳播的風險。

全球活動物貿易：國家與國家之間運送大量活動物，使病原體進一步傳播。

活體動物市場、農產品交易會和拍賣會：將來自不同地方的動物帶到公眾附近，形成了一個「中心」，病毒可以在其中擴散。

結論是，若要完全杜絕人畜共通傳染病發生的可能性，最好能降低人跟畜密切接觸，不要殺牠吃牠，所以減少肉食乃至蔬食是一個好方法。

護生而不肉食，不只是保護其他生命，也是保護人類自身。

蔬食保健康

不只避免肉食風險，蔬食也對人體健康有益。

4 月 22 日是世界地球日，國民健康署曾呼籲，愛地球同時愛自己的第一步，就是從低碳飲食做起。

低碳飲食即為「在食物的整個生命週期中，盡量排放最少的溫室氣體。」包括選擇在地、當季食材，並以食物的原態入菜。

而在各大類食物中，蔬菜種植由於生長週期短，所需能資源投入較少，因此碳排放量是所有食材種類中最低的。

同時，國人蔬果普遍攝取不足。依據國民健康署 104 年健康行為危險因子監測調查（BRFSS）結果顯示，十八歲以上成人每日攝取「三蔬二果」比率僅達 12.9%，且年齡層較低者攝取較少，說明國人蔬果普遍攝取不足。國民健康署因此鼓勵民眾，藉由蔬食環保餐來增加蔬果攝取量。

均衡健康的蔬食飲食，不但可以幫助人們建立良好的飲食習慣及生活型態，更重要的是可預防和改善癌症、慢性疾病，並可強化身體的免疫力，其益處包括：

一、遠離肥胖；

二、預防和延緩癌症威脅；

三、治癒心血管疾病的最佳處方；

四、降低和協助糖尿病的防治；

五、腎臟疾病最佳的飲食來源。

蔬食為環保

自 2003 年開始，美國一群學者發起了每週一不吃肉的活動，延續至今。其實，也有其他日子提醒著大家少吃肉，其中之一便是 11 月 25 日的「世界無肉日」。

無論是素食（vegetarian），還是純素（vegan），都是近年來蔚為風潮的飲食方式。以前很多人吃素是因為宗教，現在越來越多人吃素則是出於環境保護或健康的考量。理由如下——

· 一餐不吃肉＝減少排放 760 克二氧化碳

· 蔬食＝土地使用量下降 75%

根據外媒報導，日本政府的 2021 年版《環境・循環型社會・生物多樣性白皮書》，內容指出，為了降低地球溫室氣體排放量，人民有必要從「飲食」改變生活型態。其建議日本民眾可以多選擇由植物製作、口感跟味道幾乎與真肉無異的植物肉、未來肉來替代肉類，減少對於肉類的需求。

聯合國則提出了一份關於氣候變化的主要報告，由聯合

國政府間氣候變化專門委員會（IPCC）的一百零七位科學家撰寫。該報告稱，西方以肉食為主的飲食正在加速全球變暖。

首先，食品生產過程本身也會導致全球氣候變暖。其中，農業和畜牧業佔溫室氣體排放量的四分之一；例如，飼養牛、羊等牲畜會消耗更多的土地和資源，動物所排放的甲烷氣也會加劇氣候變暖。與此同時，為了飼養牲畜還要砍伐森林以擴大牧場，這進一步導致氣候變化。

提出報告的專家表示，他們並不是告訴人們停止吃肉，而是少吃或是考慮改變飲食習慣，由原本的肉食變為以蔬食為主。

蔬食既護生、健康，又環保。要清淨我們所生存的大宇宙，或應先從清淨一己身心的小宇宙開始。

護生又健康

新鮮的蔬食，
對健康好處多多！

防疫弭災良方：
自愛齋戒　尊重生命
——證嚴上人主講　慈濟月刊編輯部整理

防疫弭災，勤洗手、戴口罩、少群聚，最根本的良方是
齋戒茹素，能預防病從口入，也是祈求平安的虔誠表達。

••••

　　時日天天過去，總是憂心忡忡，因為天下災難頻傳。最
讓人不捨的是「新冠肺炎」疫情，確診病患人數節節升高，
國際間人人自危。

　　病毒看不到也摸不到，在無形中傳染。感染源從哪裡
來？根據研究，應該就是從野生動物身上。原本牠們自由
生活在自然環境中，有牠們的生態，無憂無慮；但人類為
了口欲捉來吃，病毒從動物傳染到人類的身上，接著人傳
給人。

　　不只是野生動物，世間有許許多多動物被人類控制著飼
養，過一天算一天，大限時到，就會被捉、被殺，是很無

奈的苦難事。人類只顧著自己的利益，並不顧生命生存的權利，放縱欲望，強者撲殺弱勢，殘酷地吞食眾生肉。所有的動物身上都有潛伏的毒素或病菌，每當發生口蹄疫、禽流感，就是幾千隻、幾萬隻被撲殺，為人類而受災殃。

新冠肺炎還沒有疫苗解藥，唯一能做到的就是人人提高警覺，自我防護，勤洗手、戴口罩、少群聚。這樣還不夠，齋戒茹素才是根本，能預防病從口入，以減少殺生來表達內心的虔誠。

五穀雜糧是天地滋養人類最好的食物，營養又自然；端起碗來，菜根味、蔬果香，這一餐吃飽，就足夠營養。這麼簡單又清淨，不就是很幸福的人生嗎？順著這樣的規則生活，能夠保安康；逆向而行，會受到反撲。

這一波疫情是給予人類的一記警訊，讓我們反省和懺悔錯誤。這也是人人應該要醒悟的時刻，趕快「從素」；茹素有多種的益處，何不從這個時候試試看。

尊重動物的世界，生死自然，不要故意去飼養、宰殺；人類與動物同樣都是生命，將心比心，要疼惜也要愛，尊重生命愛。

災難臨頭，要自我警惕趕緊挑起擔頭，莫要掉以輕心；

提升自己，也可以引導別人往正確的方向。要知道「身心健康之道」，而且要「明知」，不要「無明知」，無明知就會傳很多謠言。

疫情嚴峻，更怕的就是人心不調和。毫無根據的事情，也許說的人無心，傳的人不知，無知傳給更無知，無知無明，變成無明風不斷，造成人心惶惶。要提起智慧，謠傳止於智者，到我們這邊就要斷掉，不真實的話不再傳也不要聽，人人守規律，心裡莫慌張。

雖然科學發達，但病菌蓄積幾乎是無形；沒有自我戒慎，業門一開啟，病毒就無處不在。天下眾生共生息，彼此尊重與愛，和睦相處無爭端，才能相安無事，「感恩尊重生命愛，和敬無諍共福緣」。

醫療第一線的醫護人員大勇無畏，非常辛苦，是真正的生命英雄；他們守在生命的關卡上，門外的我們也要自我管理、自我保護，自愛、尊重他命，這是消弭疫災的不二法門。

誠正信實，愛生護生，人心合起來，以茹素表達誠意；發好心、立好願，人人虔誠祈禱，上達諸天諸佛菩薩聽，祈求這波疫情能早日平息。請大家多用心！

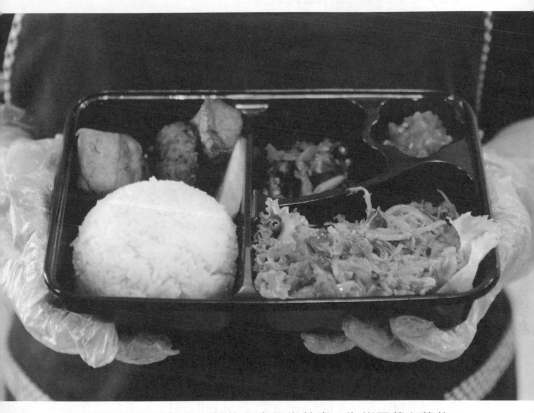

印尼雅加達東和氣志工開放全素便當義賣，為災民募心募款。
志工準備了各式各樣菜色，希望接引民眾響應義賣及茹素。

（圖片 / 印尼分會提供）

免疫力增強法則

————撰文：楊婉慈（臺北慈濟醫院公傳室）

如何鞏固內建的免疫系統？睡眠足、多運動，多吃新鮮的各色蔬果，由內而外強化免疫力，讓尋找宿主的病毒無機可乘。

••••

面對環境中可能出現的病毒傳播，外出戴口罩，許多人乾洗手、消毒液不離身；其實，人體還有一道重要的防線——免疫系統。

這道人體自身的防禦機制，可以識別和消滅外來侵入的病毒、細菌等異物，並能處理衰老、損傷、死亡的自身細胞。要強化這道人體防線，除了良好的睡眠、運動活化免疫細胞作用，均衡飲食是重要關鍵。

「很多增強免疫力的食物都是植物性的，若想提高免疫功能，吃素是聰明的選擇。」茹素二十年的臺北慈濟醫院營養師張亞琳表示，素食營養足夠，只要掌握幾項原則，

就能透過飲食強化自體免疫力。

蛋白質，三餐都吃

　　張亞琳營養師建議，即使是非素食者，也可以試著多吃植物性蛋白質、少吃動物性蛋白質，以強健體質。因為研究顯示，菜少肉多的飲食引發人體的發炎反應，而慢性發炎已被證實和許多慢性病相關，且食用動物性蛋白質時，攝取到的飽和性脂肪，也容易造成心血管疾病。

　　相對地，在吃植物性蛋白質的同時，也會攝取到大量膳食纖維，可以改善腸道環境，避免動物性蛋白質的缺點。

　　張亞琳提醒，蛋白質是構成身體細胞的主要原料，三餐中一定要吃夠，每日建議攝取量，成年女性為五份，成年男性約六至七份，學齡期小朋友在成長中同樣需吃到六、七份；一份約為豆包一整塊或板豆腐三格、豆漿二百六十毫升。

　　植物性蛋白質的來源，可盡量選擇各種豆類以及單純的黃豆製品，而且豆腐、豆乾含有鈣，也是全素者補充鈣質的重要來源；一般被歸為油脂的堅果類，其實也富含植物性蛋白質，除夏威夷豆蛋白質含量較低外，大部分堅果的

蛋白質都超過百分之十五，但每天以一匙為限。素食加工品，如素肉、素魚等，為延長保存期限，常加入較多的調味料以及食品添加物，建議盡量避免。

腸道好，免疫力才好

在蔬菜水果方面，張亞琳指出，可多吃顏色鮮豔的蔬果，像紅色、黃色、紫色或是深綠色蔬菜，這類蔬果富含植化素，抗氧化成分比較高，提高免疫力的效果更好。

「維他命 C 也是很好的抗氧化營養素，它主要來自於水果。」張亞琳提醒，每餐後兩小時內吃水果，可以幫助吸收蔬菜中的鐵質，還可幫助細胞抗氧化。多吃蔬果的好處，除了有助提升免疫力，蔬果的纖維質也會讓大腸裡的好菌變多。

「其實腸道健康跟免疫力有很大的關係。像便祕嚴重的人，毒素會在腸道重複吸收，這樣壞菌就會增加，好菌會減少，免疫力也會跟著下降，還會提高罹患大腸癌的風險。」

張亞琳建議，最好養成每天排便的習慣，不要讓糞便在腸道中停留太久。「促進排便的方法，就是纖維質要吃夠、

水要喝夠；因為纖維質會加速腸道蠕動，而且有些水溶性纖維容易吸收水分，會讓人比較容易產生便意感，這個時候趕快去上廁所，廢物很快就排出去了，對我們免疫力的提升也有很大的幫助。」

張亞琳營養師叮嚀，在防疫期間，請大家早點睡、多運動，三餐盡量少油炸、少加工、少精緻糖，多吃新鮮的原形食物、不同顏色的蔬果，如此由內而外強化自己身體的免疫力，讓病毒無機可乘。

（參考資料／國健署「素食飲食指南」）

洗腎中心發現
數字會說話　蔬果益健康
────撰文：尤靜蓓（慈濟馬來西亞吉打分會同仁）

吉打慈濟洗腎中心每週六天提供腎友免費素食便當，五到八週後，獲得意想不到的成果——改善了腎臟病患者常出現的高血磷症，激發了腎友為健康繼續努力！

••••

　　住在馬來西亞北部吉打的陳漢彬，患有遺傳性糖尿病，這也是導致他左腳截肢、腎臟衰竭及失明的主要原因。外在及內在因素多重打擊下，他感覺自己如同廢人，曾經想要自我了結。

　　在獲得吉打慈濟洗腎中心接收治療後，護理同仁、腎友及志工的親切關懷，照亮了他原本黑暗的世界：「志工樂意出手出心力來幫助我們，如果不好好活下去，我感覺到很慚愧；就慢慢想通，也很開心認識了很多人。」

　　陳漢彬常在洗腎時收看大愛電視節目，聽聞證嚴上人開

示齋戒的意義，加上護理師不時分享蔬食的好處，雖有茹素心願，但顧慮到自己生病後，生活起居都得仰賴家人幫忙，不想再增加家人負擔。今年新冠肺炎疫情發生後，慈濟吉打分會開始為腎友及家屬提供素食便當，加上護理師蘇志祥跟他約定一起「蔬醒」，才開啟他的素食因緣。每當洗腎日時，他會自備飯盒將菜餚帶回家；沒有洗腎的日子，則由同住的姊姊負責料理。

葷食也好，素食也罷，對陳漢彬而言，「吃」只不過是為了填飽肚子。讓他堅定信念的是出自對生命的尊重：「上人說，根據統計，一秒鐘殺死兩千多條生命給人做食物，不是一分鐘，是一秒鐘！要殺死這樣多的雞牛羊，有一點嚇到。為了健康，應該改去吃素。」

茹素之後，他最明顯的感受就是天天都能順暢排便。腎友依排尿量及體重調整每天的喝水量，限制水分加上纖維攝取不足，容易造成便祕困擾。血液報告一直都處於赤字邊緣的他，也開始期待見證茹素的改變。

香積志工大挑戰

有感於上人聲聲呼籲茹素，在實業家志工的護持下，吉

打慈濟洗腎中心從 2020 年 4 月 5 日開始，為腎友及家屬提供素食便當，希望能拋磚引玉，啟發更多人響應茹素。

馬來西亞因疫情在 2020 年 3 月 18 日實施行動管制令，宗教場所不宜開放及聚會。去年初剛受證為慈濟志工的腎友陳南鶯，4 月率先接下料理素食便當的重任。直到 5 月 10 日，政府宣布落實有條件復甦行管令，在遵守社交距離的準則下，少數的香積志工 17 日回到靜思堂接手素食便當的任務，分會將此推素運動正式命名為「速速推素」。

身為泰裔的陳南鶯，嫁到馬來西亞多年，熟知本地人的飲食口味，更懂得拿捏什麼樣的食材適合腎友享用；這些好味道，打破了許多人對素食的刻板印象。黃麗珠護理長笑言，兩位年輕的馬來族腎友優先響應，接著愈來愈多人洗腎後帶著便當回家，原本的顧慮瞬間轉化成動力。

行管令放寬後，除了週五休假日，每星期六天，香積志工準時出現在吉打靜思堂的廚房，為腎友、家屬及志業體同仁準備素食便當。總協調林育芝說，最大的挑戰就是如何為腎友烹煮出美味又無負擔的食物。少油、少鹽、少糖、少素料，是燒菜時的最大準則；因為，腎友過度攝取鈉、鉀、磷會容易造成心律不整、骨骼病變、皮膚搔癢、水腫

等症狀；如果是高鉀類的蔬菜，則要事先汆燙，才能下鍋烹飪。

「我們上網找尋素食菜單，才知道有一些菜腎友是不能吃的。對我們來講，也是學習了很多。」喜歡下廚的蕭美綢一開始千頭萬緒，經過不斷嘗試後，才摸索出適合腎友的菜單。

就算是飲食上有所限制，香積志工也能變出不一樣的味道，這分用心翻轉了陳漢彬對素食的刻板印象：「只是一個豆腐，就可以變成很多種菜餚，感覺到肉和菜都一樣，只是把肉換成豆腐來煮，也是很好吃。」

共有四十二位腎友響應素食便當，五週後出現了讓護理長黃麗珠意想不到的結果：「我們固定每三個月會幫腎友做血液檢查，五月時看到檢查報告，發現很多腎友的高血磷症都有明顯改善，這些腎友都有參加茹素！」

對腎友而言，血中磷濃度長期偏高，會導致骨骼疼痛，甚至容易發生骨折；到了第八個星期，另一組腎友血液報告也有好轉。原本只是單純「素素看」，卻意外改善腎友的健康狀況，這讓洗腎中心團隊更有信心繼續勸素！

非素不可　研究指出
蔬食可降低 73% 新冠重症風險
────資料提供：慈濟基金會

均衡而豐富、多元的飲食模式，可協助人們在不幸染疫時避免病況加重為重症。

· · · ·

新冠肺炎肆虐全球近一年半，疫情至今無消退之勢。面對災疫，證嚴上人憂極難言，指出這波的疫情是上天給人類的大哉教育，人類應該要深自省思，向天求懺悔；向地道感恩，除了以愛以善弭災難，更要虔誠戒慎、齋戒茹素，而且非素不可。

蔬食或海鮮素的新冠患者　重症風險降低逾五成

日前，美國約翰霍普金斯大學組成的研究團隊，為了解植物性飲食（plant-based diet）、海鮮素（pescatarian diet）、低碳飲食與高蛋白飲食，四者在感染新冠肺炎的

風險、染疫時病況嚴重程度與患病時間的長短，針對六個國家近三千名參與者展開自陳報告調查，並使用多元邏輯式迴歸分析法分析所取得數據。

結果發現，相較於低碳與高蛋白飲食參與者，採取植物性飲食或海鮮素的患者，轉為重症的風險皆降低逾 5 成。

這份研究已刊載於 2021 年 5 月份的《英國醫學期刊營養、預防與健康》。

現有研究已發現，營養攝取對於新冠肺炎的感染、病情嚴重程度與染病時間，發揮著重要影響力。儘管研究已針對飲食習慣進行調查，卻沒有任何研究進行飲食模式與新冠肺炎關聯性的研究。

高蛋白或低碳飲食新冠患者　轉重症機率為植物性飲食者的四倍

因此，為了解不同的飲食模式與營養攝取，對新冠肺炎感染風險、染疫時病況嚴重程度、染疫至康復所花時間等因素的影響，研究團隊針對法國、德國、義大利、西班牙、英國、美國的一線醫生與護理人員，進行新冠肺炎病例與對照組研究。

參加此次研究的志願者近三千人；其中，568 人為確診病例，2316 人為對照組。

　　所有參與者並須完成自陳調查報告，時間為 2020 年 7 月 17 日至 9 月 25 日。問卷內容包括病史、藥物治療史、生活型態、新冠肺炎症狀，以及一份涵蓋四十七 47 項問題的飲食頻率問卷。

　　在研究團隊定義中，植物性飲食奶乃以植物性食物為主，搭配少量動物性食物；海鮮素則是不攝取其他動物性肉類，改以海鮮替代肉類的素食者。

　　結果發現，在 568 名確診病例中，138 人為重症患者，430 人為輕症患者。

　　經多元邏輯式迴歸分析法分析後，相較於低碳與高蛋白飲食者，採取植物性飲食的患者轉為重症的風險降低約 73%，而採取海鮮素的患者則降低 59%。反面來看，採取高蛋白或低碳飲食的患者，轉為重症的機率則是植物性飲食者的 4 倍。

　　研究團隊也發現，即使納入患者身體質量指數（BMI）以後，前述關聯性依舊存在。不過，該研究發現飲食模式並不會影響新冠肺炎患者的痊癒時間。

大量攝取蔬菜水果　有助提升免疫力

　　儘管這只是觀察性研究，無法說明為何植物性飲食與海鮮素飲食的患者較難轉為重症；但研究團隊認為，這是因為大量攝取蔬菜與水果，而這些食物富含維生素、營養素與礦物質，使得免疫系統能力得到提升。

　　當然，這項研究受限於參與者男性大於女性，使得研究結果在女性身上可能會出現偏差。此外，該研究數據取自自陳報告，倚賴個人回憶而非客觀評估，以及不同國家的飲食習慣不同，這些都可能影響實驗結果。

　　但研究團隊強調，這項實驗仍指出，均衡而豐富、多元的飲食模式，可協助人們在不幸染疫時，避免病況轉變為重症。

呷菜營養不良？專家解惑

──────撰文：陳麗安（慈濟月刊撰述）

全蔬食並不會造成營養不良，若是不知道如何選擇食物、分配分量、過度烹調，即使是葷食者，也可能吃出營養不良的症狀。

●●●●

英文諺語「You are what you eat.」譯作中文意為「人如其食」。人與食物自古以來就密不可分，一個人的飲食習慣，更是與自身的健康狀態息息相關。

在有美食王國之稱的臺灣，傳統料理或創意小吃隨處可見。為了養生、健康，不少人會選擇「蔬食」，但普遍認為「健康」的蔬食，在臺灣卻經常衍生出營養不良或是體脂肪過高等疑慮。

對此，臺北慈濟醫院營養師李盈瑩說明，「吃素會營養不良」，其實是一個常見的錯誤迷思，因多數人容易將「吃不飽」、「體力不夠」、「小朋友發育不良」等諸多問題

套上「營養不良」，卻忘了檢視自己是如何分配盤中米飯、蔬菜、蛋白質的分量與挑選料理方式，才產生這樣的誤會。

「蔬食同樣是均衡飲食，跟葷食者最大的差別是攝取的蛋白質來源不同。」李盈瑩解釋，構成人體組織的重要成分之一是「蛋白質」，從頭髮、骨骼、肌肉、神經到皮膚等，都是由蛋白質組成，三餐需要吃到足夠的量；蛋白質攝取過少，容易造成身體消瘦、力氣或活力不足。

一般大眾要補充蛋白質時，最常聯想到的是雞蛋、肉類或奶製品；一旦飲食選項中少了肉，就感覺「好像會」營養不良。

其實不只動物類食物，李盈瑩指出「五穀」、「豆類」一樣能提供蛋白質給人體，「雖然不同食材的蛋白質所含氨基酸含量有差異，但可以互補，並不會不足。」

針對蔬食飲食容易「吃不飽」與「體力不足」這兩點，「如果攝取的植物性蛋白質，分量符合個人的年紀、體型及活動強度所需，並配合碳水化合物等營養素，就能形成一份均衡的飲食。」

李盈瑩強調，蔬食飲食本身並不會造成營養不良，一般

民眾若不知道如何選擇食物、分配分量、過度烹調，即使是葷食者，也可能吃出營養不良的症狀。

過與不及可調整

飲食上，蔬食飲食的族群唯一要特別注意的，是維他命 B12（Vitamin B12）的攝取。蛋奶素者可從奶製品或蛋類，攝取到僅存於動物類食物中的維他命 B12，但全素者因不食用蛋與奶製品，較不容易獲得。

面對全素的諮詢者，李盈瑩建議偶爾可以食用含維他命 B12 的營養補充品，或額外添加維他命 B12 的食物。

另外，李盈瑩提到民眾也常認為吃素容易缺乏「鈣質」；其實，從豆腐、黑芝麻、黑木耳、無花果、地瓜葉跟芥菜等深色蔬菜，都可攝取足夠的鈣。重要的是要配合適當日晒，讓身體生成維他命 D，吃進身體的鈣質才能留得住。

素食者另一個常見的問題是「營養過剩」。李盈瑩解釋，所謂的營養過剩，是指體重過胖、體脂肪過高等症狀。

「當素食者感到飢餓時，在方便取得的狀況下，常不自覺攝取過多麵包、餅乾類澱粉食物；外食餐點有時會添加過多油，像茄子用大量油烹煮以保留原色、豆干油炸以增

加口感。」

李盈瑩提醒，這些飲食中，過高的澱粉比例及油量，非常容易造成營養過剩，「若不注意烹調方式，反而會失去為追求健康而選擇蔬食的初衷。」

葷素客觀比一比

2018 年上映的紀錄片《茹素的力量》（The Game Changers），提及素食會為健康與運動表現帶來不少益處，內容引起眾多討論，並進而帶動許多人嘗試茹素，同時也讓一些人產生好奇：「若我只攝取植物性蛋白質，健身效果真的不會降低嗎？」

不論是肌耐力訓練所需的碳水化合物，或是肌力訓練著重的「蛋白質」攝取，李盈瑩表示，蔬食飲食並不會影響到訓練成效；「客觀來講，不論是動物性蛋白或植物性蛋白，攝取的分量只要符合身體所需，都可以達到健身效果。」

李盈瑩進一步說明，如能避開不健康的烹調方式，蔬食與肉食相比，因為食材本身所含的脂肪少，植物性蛋白質在增加肌肉量的同時，也擁有大量的膳食纖維、抗氧化等

成分，能促進腸胃健康、肌肉修復及降低細胞損傷能力，比動物性蛋白更為優異。

植物性蛋白質在慢性病患的飲食上也有優勢。李盈瑩舉例，臺北慈濟醫院供應的餐點一律為素食，高血壓、糖尿病等慢性病患者的治療餐，設計原則與葷食相同；糖尿病患者的餐點則會減少澱粉比例，避免血糖有明顯起伏。

「蔬食餐點因全穀類及蔬菜的 GI 值（升醣值）相對較低，且蔬果中含有抗氧化成分與纖維素，可以延長飽足感。對患者來說，在健康上更有加分的效果。」

慢性病當中，腎臟病患者的飲食，蛋白質攝取量必須限制，營養師會安排品質最好、屬於「高生理價來源」的蛋白質，如豆腐、豆干等黃豆製品，並盡量避免提供紅豆、綠豆等蛋白質較低、但磷及鉀離子較高的食材。李盈瑩說，有的慢性病患出院後不知道怎麼安排三餐，這時會建議他們；「第一，可以模仿院內提供的素食餐；第二，我們有提供營養諮詢，會針對不同的飲食習慣做調整，幫諮詢者學習掌握基本原則。」

另外，李盈瑩根據過往的經驗，發現許多長輩隨年紀增長，因牙齒的咬合力變差，會自然而然少吃肉，但過往「吃

肉才健康」的觀念，讓他們擔心因此變虛弱。

　　李盈瑩指出，年長者因為肌肉量流失較快、消化吸收較差，的確需要增加蛋白質攝取量，但最重要的是要記得「均衡飲食」，注意全穀類、豆類、水果、蔬菜、健康脂肪的攝取，而不是食用精緻、加工的食品。對年長者而言，動物性蛋白所含脂肪較高；蔬食的另一個好處，在於對腸胃較無負擔。「若單純以食材本身來看，已有研究證實，牛、羊、豬等紅肉，內含的脂肪較高，且世衛組織國際癌症研究署已將紅肉列為可能致癌物。」

　　李盈瑩解釋，市面上有部分肉品為了美觀，會添加硝酸鹽、亞硝酸鹽來保持色澤鮮豔；另外，香腸、火腿、肉乾等加工肉品，在調理過程，蛋白質早已因高溫而變質。「從各種研究看下來，我們會傾向鼓勵民眾少吃動物性蛋白質；如果你無法完全轉變為素食者，先減少紅肉，進一步再避免加工製品。」

送自己最好禮物

　　「身為營養師，我們尊重每個人的飲食選擇，但還是希望民眾可以嘗試讓蔬食的比例提高。而且，攝取足夠的蔬

果，有研究證實能有效預防癌症或慢性病發生。」

　李盈瑩再次強調，如以植物性蛋白質取代動物性蛋白質，不但可以降低油脂攝取、營養過剩的症狀，少了隱藏在肉類中的生長激素、抗生素等，也可以避免小朋友性早熟；而外食當中，過量的加工食品或過油、過鹽的烹煮，皆有可能為日後埋下未爆彈。

　正確飲食，充足的營養不必非吃動物不可。身體吸收了什麼樣的食物，都會反應在健康狀態上，減少攝取對身體有負擔的食材，改變飲食習慣，即是給身體最好的禮物。

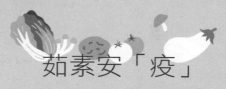

茹素安「疫」

生自大地的蔬食，
既不傷生命、又保護環境！

大哉教育　疫起覺醒

————整理：釋德㲀

瘟疫是大災難，若能因此警惕人心覺醒，愛護天地與一切生靈，就是「大哉教育」。

. . . .

「這波疫情是大災難，也是對人類的啟發，啟發人人覺醒災難臨頭了，眾生的覺悟要抬頭，要仰頭向天說懺悔，低頭向地說感恩，感恩大地的寬容，供應五穀雜糧、淨水，讓我們依賴大地生存；感恩大自然提供豐富的資源，給予眾生優美的生存環境。」證嚴上人呼籲大眾。

上人說，感恩過去的平安，此刻更要用心慎思，收攝欲念、清除無明，以求災禍平息。

肉眼不可見的病毒，就能威脅人的健康與生命，讓人懼怕不已，這也提醒了人們，人生沒有什麼好驕傲的；有所警覺、明白道理，就要放下我執，用開闊的心胸面對一切，人與人之間相互疼惜，還要愛護世間一切生靈。

此際多國封城、封鎮、鎖國，一切活動停擺、工廠停工，重創全球經濟，不啻為世紀大災難。但是美國國家航空暨太空總署（NASA）監控發現，各地空氣品質因此大幅改善，許多國家灰濛已久的天空回復清明。

　　上人說，疫情消退、人們恢復日常行動以後，空氣又會變得汙濁。其實人心亦是如此，原本平靜、清淨，卻因為起心動念而致煩惱重重，造作種種惡行，讓外境也變得汙濁。只要有所警覺，懂得用佛法消除無明，讓心靈回復清淨，提升智慧，所做的都是利益世間的好事，自然環境也能維持清新美好。因此說這波疫情是「大哉教育」，若是人人有所警惕，反省改過，就能讓人間轉濁為清。

　　上人期許慈濟人靜心聞法，也要邀約帶動親友看好書、聽善法，用法水清除內心的無明煩惱。「現在科技發達，隨時隨地都能讀經、聞法，只要心念一轉，隨處都是道場；只要我們心中有法，永遠與佛同在。」

　　「期待你們善用科技，帶動人人齋戒茹素。若是這次的瘟疫可以警惕人人改過，培養慈悲善念，造福人間，那麼這波疫情不只是『大哉教育』，而是『善哉教育』了！希望人人用心，自我受教，再影響他人共同受教。」

佛陀主張素食

———撰文：林建德（慈濟大學宗教與人文研究所教授）

行菩薩道要清淨己心、護念眾生，也因此不食眾生肉；
素食為清淨心和慈悲心的實踐，佛教徒亦當積極響應。

• • • •

佛陀雖允許吃「三淨肉」，但實則主張素食；「三淨肉」
主要是一種方便施設，而不能視之為理所當然。

佛教的素食觀不只是從文獻去找答案，這除了是實然的
歷史問題，也是應然的價值問題；「應然」即關涉到宗教
理想、宗教關懷、宗教使命等向度來認識與理解。

佛教作為出世間的宗教，所重為應然的信仰實踐；然佛
教流傳於世間，即此岸而彼岸、不離世間覺，也因此不能
昧於事實、忽略實然。佛法的修學或當於應然、實然之間
取得平衡；忽略價值向度的應然理想、應然規範，不免有
「去宗教化」之弊；但太強調應然價值的信念灌輸，又不
免有「迷信」之失。

宗教之真實固然重要，宗教之理想亦不可輕忽，前者關乎實然、後者重於應然；而宗教理想之價值指引、應然引導，乃信仰之所以維繫的關鍵之一。

佛陀時代沒有規定素食，不代表佛陀沒有主張素食，猶如佛陀在世未必宣說大乘典籍（依現今主流的學術史觀而言），不代表大乘非佛所說，否則即易於簡化或淺化、乃至於俗化佛教作為宗教的特質所在。

因此，「素食」一如「大乘是佛說」，或應以迂迴方式得到合宜的理解；論證佛陀主張素食、反對肉食，好比論證大乘是佛說、是佛法一樣。

菩薩道是所有佛教徒都共同承認的（包括南傳佛教），佛陀即是行菩薩道而成佛，而菩薩道是為了普度眾生，普度眾生不免要廣行方便，也因方便而開展出各式佛法；然而，權巧開演背後的真實關懷卻不能不確切體認。

佛陀是行菩薩道而成佛，行菩薩道一要清淨己心、一要護念眾生，也因清淨己心、護念眾生而不食眾生肉，素食即表現在清淨心和慈悲心的實踐上；也因此，佛陀當是主張素食、鼓勵素食的，因方便、不得已而有「三淨肉」之說，廣大的佛教徒亦當積極響應素食的推動。

蔬食力：改變，從選擇開始

——撰文：陳麗安（慈濟月刊撰述）

五穀蔬果是大地的恩賜，足以飽滿人們的營養所需，更含藏扭轉日益變遷的大環境之關鍵；把握每日用餐的機會，以蔬食疼惜生命、守護地球，開啟改變的力量！

••••

「大家好，我是 Shu-Min ！一起跟著我做辣炒年糕吧！」來自韓國、在臺求學多年的朴修民，對著鏡頭，透過時下盛行的自媒體做起簡單的素食料理。今年以來，她在社群平臺上累積十多部影片，研究生的一天、上街用餐、下廚等，共同點是呈現環保與蔬食的日常。今年二十四歲的她，不吃肉的資歷已有九年。

「我經營自媒體，主要核心是希望能影響更多人不吃肉。」朴修民在臺就學時，看了講述豬與雞等經濟動物如何度過一生的紀錄片《生命的吶喊》後，她坦言自己受到不小的衝擊，第一次了解到，每天吃的肉是如何來到

餐桌，及這段歷程對動物造成的痛苦；「我很喜歡動物跟小孩，當知道有些動物為了滿足人類的口欲，不能正常成長，被迫跟家人分開、被屠殺，我覺得很殘忍！」

看完紀錄片後，朴修民開始反思自己的飲食習慣，她發現：「其實，不吃肉我一樣可以生活啊！」

朴修民分享，在韓國與朋友聚會時，供應純素食的餐廳並不多，一般人對「素食」的觀念也十分薄弱，曾有友人說，「你吃素，那我們去吃豬腳吧！」因為友人認為豬「腳」不是「豬身上的肉」。

儘管在茹素初期曾經猶豫或忍受同儕玩笑，但為了喜愛的動物，朴修民依然堅持茹素的選擇。

許多嘗試茹素的人，即因素食種類少，同時擔心被朋友排擠等原因，而打退堂鼓或半途而廢。朴修民坦言，在飲食與社交的取捨上，確實也遇過一些挑戰跟難度。她曾因難捨愛吃的甜不辣而動搖；外食時無法勉強朋友配合，只好到餐廳後再隨機應變。「選擇不多的情況下，鍋邊素我也接受，我的基本原則就是不要吃到肉。」

求學階段就會透過社群平臺分享蔬食及手作素料理；踏入職場後，工作之餘，朴修民也用心規畫拍攝主題。如何

吸引網友注意，累積幾萬個「讚」不是目的，她反而希望能藉此影響更多人去思考，吃進去的食物與周遭環境有何影響及連結。

「我看了資料才知道，畜養動物會消耗許多水資源，汙染土地及空氣。既然茹素可以守護動物又能保護環境，那是否也可以從日常落實環保，進一步去減少環境破壞？」為此她也改變生活習慣，開始隨身攜帶環保餐具，並拒絕在外食時使用一次性餐具。選擇的化妝品也是不用動物做實驗的純素化妝品，不只對自己好，對動物、對環境也好。

而看到網友回應，認同她的理念，對蔬食、環保的生活方式產生興趣，並開始嘗試茹素，朴修民感激地說：「這給了我很大的鼓勵！就算今天觀眾只有一人，我也會用我的方式繼續推素。」

把無肉飲食變「潮」

隨著時代轉變，素食扮演的角色，不再如刻板印象中，只專屬宗教團體或傳統習俗。相較五辛素、蛋奶素與全素這些耳熟能詳的素食族群，近幾年來，保護環境、健康考量與愛護動物，成了不少年輕世代從肉食轉型蔬食主義的

主因。

　朴修民自己就是「為了保護動物而茹素」的例子。儘管父母早已因宗教因素開始茹素，但是他們並沒有強制要求孩子也要改變飲食習慣，而是尊重孩子的選擇。透過獨立思考，反而讓她主動並且願意進一步做出改變。

　長期關注蔬食相關議題，朴修民分享近幾年在政商名流、運動員、影星、模特兒等具知名度的人士帶動下，不食用、使用動物相關製品的「Vegan」（純素，或譯為維根）這個詞彙在年輕世代之間崛起；不單是流行與時尚，更深層是重視動物權益、對地球友好；「年輕人的飲食習慣，其實非常容易受周圍的人或關注的名人影響，『Vegan 潮流』就在無形中帶動更多人認識與了解蔬食。」

　2019 年，以植物原料製作的未來肉（Beyond Meat）、新豬肉（Omnipork）、不可能食品（Impossible Foods）成了食品界與股市的新星，引起許多素食者、非素食者的關注。在市場環境以肉眼可見的速度轉變之下，這股熱潮也讓《經濟學人》雜誌（The Economist）在全球趨勢報告裡，將 2019 年訂為純素之年（The Year of the Vegan）。

　臺灣素食人口據統計超過三百萬人，素食觀念與環境相

較許多國家先進與友善，然而肉食總量也相當可觀。根據農委會 2018 年統計，國人每年人均食用豬肉與家禽約七十公斤，遠高於鄰近的日本、菲律賓等國。隨著氣候變異加劇，還有散播全球的新冠肺炎疫情，為了影響更多人茹素愛地球、護健康，長年推動素食的慈濟人，加大力度勸素。慈濟志業體年輕同仁在今年成立「吃播——用肚子翻滾素的花蓮」社群媒體直播；在美國，慈濟人邀請會眾和居民響應「百萬餐百萬善」，虔誠祈願疫情消弭，並累積勸素超過二百萬餐。

不論是受 Vegan 潮流影響，或從守護環境、守護生命的理念出發，蔬食的力量，正在各地發聲。

「出一張嘴」救地球

臺北市大安森林公園旁的街道上有一間餐館，每逢週末假日還未開門，就有客人排隊等候。今年二十八歲的店主劉妍希，與朴修民一樣，屬於年輕世代的一員；平時關注環境保護等相關議題的她分享：「從報章雜誌及網路上的各種數據來看，要拯救環境破壞或氣候變遷，做再多彌補的動作，都不及吃蔬食來得快速。」

以守護環境為初衷，為了帶動更多人少吃肉，並且有意識地吃蔬食，她在三年前開始經營只供應蔬食的餐館。

「我推素的方式，是店內只提供未經加工過的『原型蔬食』，每一位客人只要進到店裡用一餐，就代表他今天吃了一餐素。」劉妍希期望在良好的環境中，讓消費者自然而然地喜歡上蔬食，並進一步影響對方的飲食習慣。

許多客人吃著吃著成主顧，也帶著家人、朋友來用餐。美味只是入門第一關，要持續、有意識的蔬食飲食，就要從觀念上改變才能堅持。

在「肉食即美食」的主流觀點中，愈來愈多年輕人像朴修民與劉妍希一樣，透過「環保、氣候、動物」等議題，開始反思自己的飲食及生活習慣，而社會上亦有不少人因同樣理由，在好幾年前就做出改變。

擁有三十多年攝影資歷的義大利籍攝影師安培潯（Alberto Buzzola），長年來多次深入東南亞、非洲及中東等上百個國家，在當地的所見所聞及大量吸收資訊，促使他開始思考吃肉的意義。他提到，「一塊土地，若飼養動物，產量只能供應少數富裕人口；世界上有超過八億缺乏糧食的飢餓人口，大小相同的地若種植農作物，可以幫助

更多人。」除此之外，三十多年前就出現的臭氧層破洞報告等環境議題，也是影響安培淂做出選擇的原因之一；「不吃肉，我也可以生存。」

　　從了解餐桌上的食物如何而來開始，一餐的選擇，牽動著另一個生命與另一個地方的遷變；無肉餐點，可以是表達對動物的關切、氣候變遷的擔憂或是身心健康的加分；在多元理念的支持之下，蔬食不再單純的屬於飲食習慣。對新世代的年輕族群而言，更從餐桌延伸至日常，發展成一種嶄新的生活態度，年輕人也能自在地說出：「我吃素，我是素食者！」

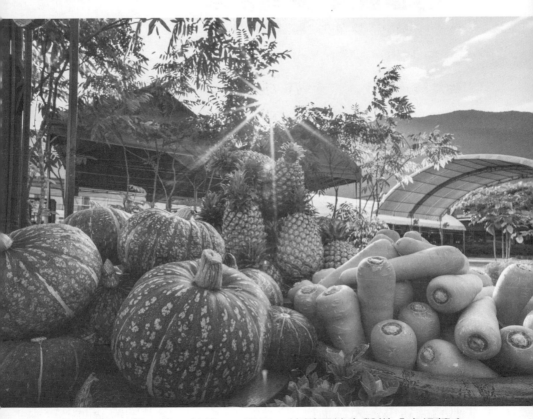

2021 年 5 月 2 日，慈濟 55 周年，於靜思精舍舉辦「青銀蔬食市集——完整的愛」，以美味素料理帶動年輕族群蔬食。市集入口以蔬果及花草布置，既環保又有人文。(攝影／陳士港)

轉行當農夫　逆轉未來

———撰文：陳麗安（慈濟月刊撰述）

從養豬戶到成為疼愛動物的農夫，從全球災難現場到守護糧食的源頭，這兩個人戲劇性地轉行，試圖轉變人們與天地眾生的關係。

••••

　　傍晚時段，一大群雞、鴨、鵝、豬在寬闊的欄舍居處活動，這裡沒有機械飼養設備，豬熱了可以泡在泥巴裡降溫，不必等時間到才有水灑下；雞群腳上踩的不是鐵籠或水泥地，牠們發揮本能不時低頭啄食土裡的蟲子。

　　眼前一派清幽的田地，令人難以想像在十二年前曾飼養數百頭豬隻，大量動物排泄物臭氣薰天，養殖區流淌而出的廢水，亦汙染了周遭的土地與緊鄰的河川。

　　身為豬農第三代，駱鴻賢從爺爺手中繼承了這片土地與家族事業，過去，「豬」在他眼中不是生命而是金錢；如今，他放棄百萬收入不再殺生，每一隻動物都成了他的孩

子、家人，讓牠們能安養終老，成了他努力的方向。

養豬場成庇護所

如此戲劇性的轉變，要從 2008 年說起。那天，駱鴻賢一如往常，要將豬隻送往新北市的屠宰場，一片聲嘶力竭的豬叫聲中，一隻即將上車的豬安靜地看著他，彷彿詢問：「為什麼這麼殘忍？」

四目相望的那一眼，讓他過去無視的慈悲心被喚醒，「這些豬，每一隻都是我親手養大的啊！」自此之後，駱鴻賢不再吃肉，剩餘的豬隻也不販售。

養豬不吃豬，為了嗷嗷待哺眾口，他努力開拓生計，收入來源除了販售動物糞便做的無毒肥料、四處打零工及做素食便當外，還會到住家附近上大夜班，搬運重達十幾公斤的貨物增加收入。日子過得遠比往日辛苦，但他明白「對的事情，就要持續去做。」

養豬場轉型成庇護所，家人曾大力反彈，駱鴻賢花了六年耐心陪伴與引導，才讓家人理解並認同「動物是朋友，不是食物」，並一同成為素食者。

為了家人的健康、增進茹素意願及推廣蔬食，他特地學

習料理並考取素食廚師證照，油飯、素食版的「鳳梨蝦球」及「宮保雞丁」都是拿手好料。園內種植的蔬菜多使用在週末訪客的素食餐點中，就地取材，吃得新鮮，也盡可能降低食物生產過程的碳排放及汙染。

庇護所有多位志工輪班幫忙照顧動物。往日愛吃雞排的小梅子，三年前初次來時，駱鴻賢安排她幫忙鏟羊屎並負責照顧雞與鴨。

了解盤中食物活生生的樣貌後，小梅子漸漸從葷食者轉型成素食者；「動物都很聰明，知道我不會吃牠們以後，現在都很樂意親近我！」

一口口吃掉未來

這些年來，駱鴻賢除了在臺灣演講勸素，呼籲人人愛護動物、為更多生命創造好的生長環境及福利外，亦曾受邀至新加坡、泰國、奧地利與芬蘭等國推廣「動物是朋友，不是食物」的理念。而在走入校園、社區及各種團體的過程，他也因此結識了不同領域的專家。

「為了生產肉食產品，大量土地被過度開發，自然生態也受到大肆破壞。」從「不吃肉」的議題延伸，駱鴻賢認

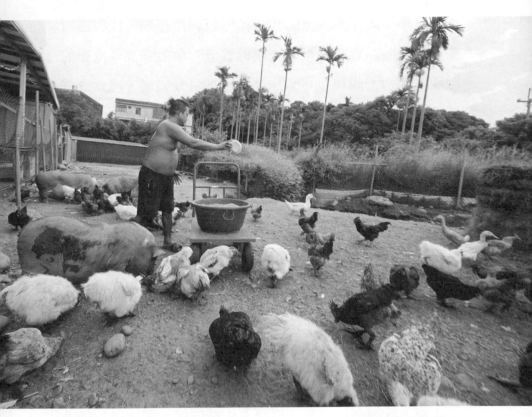

創立庇護所的駱鴻賢把動物視為家人，致力於為這些「孩子」創造良好生活環境及福利。為了家人健康，他推廣蔬食，也盡可能降低食物生產過程的碳排放及汙染。（攝影／蕭耀華）

知到畜牧業帶來的環境破壞與影響。

以工業模式生產大量肉食，種植飼料用作物及注射違背生長原則的激素，犧牲了土壤的養分、生態資源及禽畜的健康，也會造成可耕地減少，並增加氣候變遷、糧食危機的可能。

他舉例，巴西雨林開墾極大比例用於牧牛。過去自己餵豬的飼料多採進口大豆，產地包含巴西、中國大陸、印度、阿根廷等國；而這樣的消費行為，也會間接破壞雨林環境、加劇氣候暖化。

消費者看不到的，還有畜牧業的排泄物廢水。據行政院農委會在 2019 年 5 月底的調查資料顯示，全臺有六千六百多家養豬場，平均每家養豬數為八百多頭，長期以來造成的生態影響也不容忽視。

駱鴻賢回顧過去輝煌時期，每日消耗的水資源十分龐大，難免汙染河川，更別提烹煮廚餘餵豬及燃燒廢棄物造成的空氣汙染。

「雖然現階段人類的生活方式，很難立即改變飲食習慣及看見成效，但我們可以試著想像：若地球一半的人口都茹素，環境會發生多麼宏觀又正向的變化！」駱鴻賢茹素

十二年來，以友愛動物為核心理念，影響了不少如小梅子一樣的人，投入庇護所志工、加入茹素的行列。他真心認為，愈多人三餐放下肉食、放動物一條生路，愈可能改善畜牧業對環境帶來的負面影響，長遠來看，更能促進地球資源永續，而不是一口一口吃掉未來。

他期許，雖然現階段人類的生活方式，很難立即改變飲食習慣及看見成效，但我們可以試著想像：若地球一半的人口都茹素，環境會發生多麼宏觀又正向的變化！

土地劣化的危機

2019 年聯合國「政府間氣候變遷問題小組」（Inter-governmental Panel on Climate Change, IPCC）發表報告，提出人類製造食物的方式，尤其農業及畜牧業，都正在加速碳排放量及全球暖化，若希望減緩暖化速度，需大規模改善土地利用。

IPCC 的這份報告同時指出，人們若從肉類飲食轉變為以蔬食為主的均衡飲食，在抑制氣候變遷方面會產生很大的幫助。

「如今不只面臨嚴峻的氣候異常，因為長期仰賴化學農

藥、肥料，多數土地都劣化了。」現為專職農夫的謝景貴，過去在慈濟基金會任職期間，參與多次國際賑災，走過地震、洪水、戰亂與受颱風肆虐的土地。2008 年的一場發放，雖然沒有直接參與，但了解到籌備物資的過程後，影響了他決定在日後轉換身分守護大地。

那年北朝鮮發生糧荒，慈濟賑災團隊遇上糧食採買的困難，各國稻米受氣候影響收成不佳，紛紛禁止糧食輸出，米價更在短時間內上漲。這樣的狀況使謝景貴意識到，土地的劣化及糧食的短缺不容忽視。

謝景貴說明，「綠色革命的發展，雖然養活許多人，但環境改變之下弊病也慢慢浮出。」他舉例，為了提高產量，過度施加農藥及化學肥料，長期下來會導致土壤內的微生物壞死、周圍生態圈被破壞；而根據聯合國調查數據顯示，全球已有三分之一的土地劣化。營養的土壤能吸收二氧化碳，減緩氣候異常發生，但若劣化，反而會釋放二氧化碳，無法發揮正向作用。

深入了解全球暖化造成的各式影響及災害將可能不斷發生，在危機感的驅動下，謝景貴開始在工作之餘自學，希望從改善土質開始，當一名能永續生態、珍惜土地資源的

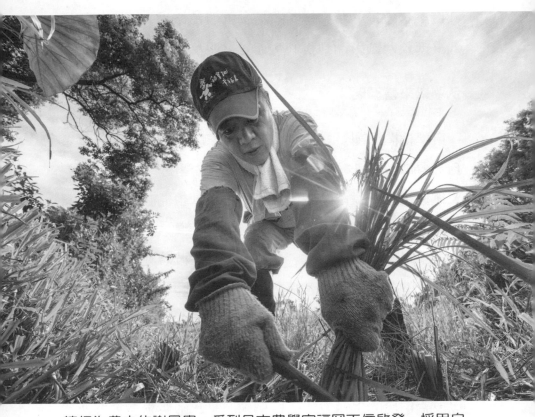

轉行為農夫的謝景貴，受到日本農學家福岡正信啟發，採用自然農法，歷經數年嘗試；如今稻作收成良好，田地周圍的生態亦未受破壞。（攝影／蕭耀華）

農夫。他認為，每個人都該思考：飲食習慣是否善待土地與自然？選擇的蔬果是否支持友善農法？因為這些選擇，最終都會回頭影響到我們生存的土地及整體生態。

沃壤帶來善循環

自學期間，謝景貴受到日本農學家福岡正信啟發，學習自然農法，以自然循環，增加土壤層的厚度。他說明：「當土壤產生愈多益菌、微生物等養分，種植的農作物會更豐富更健康，對環境也會帶來善的循環。」

謝景貴不只茹素多年，在世界賑災奔波時亦看盡氣候變遷造成的各種災害，有感臺灣極少有人關心問題發生的根源，也就是「土地」的生態，他選擇在人生後半段用實際行動守護大地。五十五歲退休後，落腳花蓮吉安鄉全心投入從農，用「社區」的經營模式，讓人們認養土地，並以友善環境的農耕方式種植稻米，藉此影響更多人關注環境、土地議題。

「近年氣候異常愈發嚴重，看天吃飯的農人感受最深。」謝景貴無奈地說。

望著住家周遭的田地，謝景貴表示，成為農夫的初衷，

單純就是希望可以盡一己之力，透過守護土地達到減緩氣候變遷跟永續發展。

「當人們了解引發全球暖化的問題，糧食危機、環境破壞背後，是由哪些行為造成，就會明白少吃肉、不吃肉是解決問題的根源。」他也提到，消費者都該思考：飲食習慣是否善待土地與自然？選擇的蔬果是否支持友善農法？因為，這些選擇，最終都會回頭影響到我們生存的土地及整體生態。

消費者的大力量

從養豬戶到成為疼愛動物的農夫，從天災人禍的災難現場到守護糧食的源頭，身分轉變與過程中的挑戰，駱鴻賢和謝景貴甘之如飴。

謝景貴感嘆，世人大多只關注眼前所看到的，多數人仍難以將不吃肉、土地生態、各式天災與「氣候變遷」聯想在一起，因此毫無行動。

在環保意識提升的現代，人們可以從隨身攜帶環保用品做到減少垃圾產生，但是這還不夠；真正的環境保護，還可以從飲食及消費習慣發揮影響。

「對於生產者及土地如何運用，消費者有極大的影響力。」謝景貴說道，買什麼食物、吃什麼食物，都是可選擇的行為。善用自己的權利，選擇友善土地、友善生命的產品，重拾對土地的重視及感恩，人人都可以影響整個大系統的走向，為地球及環境永續，盡一分心力；「守護土地」，並沒有想像中的困難。

　　不論動物、生物或人類，皆屬於地球的一分子，缺一不可，面對更加嚴峻的環境、氣候挑戰，我們可以從最容易的「食」開始，找回與土地、與環境的連接。

【附錄一】慈濟援助全球防疫物資統計

大愛共伴 造福行善

截至2020.07.19

慈濟已在臺灣及22國家地區進行COVID-19防疫物資援助

慈濟志工遍布全球63個國家地區,當新型冠狀病毒疫情發生,
各地慈濟志工發動防疫作為,善用愛心資源採購防疫物資,
捐贈各國各地第一線防疫機構或貧困弱勢——病毒侵人不分對象,
大愛助人也無差別待遇。

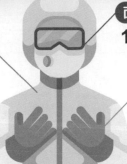

面罩、護目鏡
1135471 個

防護/隔離衣帽
2283429 件

防疫手套
11413509 雙

醫療口罩

19167434 個

布口罩

322255 個

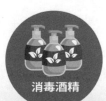

消毒酒精

62890 公升

安心祝福包

83849 份

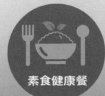

素食健康餐

27078 份

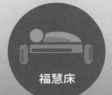

福慧床

6340 張

佛教慈濟基金會
BUDDHIST COMPASSION RELIEF TZU CHI FOUNDATION

祝福您

守護臺灣物資統計：醫療防疫物資

統計截至：2021年7月18日

252萬4124件

TAIWAN！

口罩

191810/個

手套

1456609/支

防護衣/
隔離衣、帽、鞋

155680/件

防護面罩

221274/個

快篩試劑

492800/劑

酒精消毒水

2632/公升

額溫槍

84/支

福慧床

1165/張

福慧桌椅

20/張

防疫隔離罩

1920/件

製氧機

200/臺

呼吸器

20/臺

【附錄三】

守護臺灣物資統計：疾病紓困

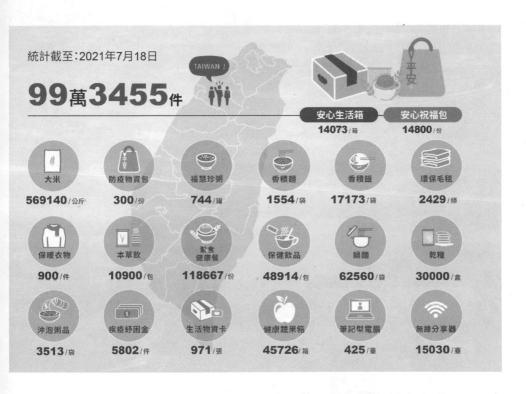

統計截至：2021年7月18日

99萬3455件

安心生活箱	安心祝福包
14073/箱	14800/份

大米	防疫物資包	福慧珍粥	香積麵	香積飯	環保毛毯
569140/公斤	300/份	744/罐	1554/袋	17173/袋	2429/條

保暖衣物	本草飲	素食健康餐	保健飲品	鍋麵	乾糧
900/件	10900/包	118667/份	48914/包	62560/袋	30000/盒

沖泡粥品	疾疫紓困金	生活物資卡	健康蔬果箱	筆記型電腦	無線分享器
3513/袋	5802/件	971/張	45726/箱	425/臺	15030/臺

2021 年 7 月 21 日，慈濟基金會在各方積極
努力及主管機關協助下，與復星實業成功簽訂
500 萬劑 BNT 疫苗採購合約，所購得的疫苗將
全數捐給主管機關做為民眾施打之用。

疫重情深—— COVID-19慈濟防疫紀實

創 辦 者／釋證嚴

發 行 人／王端正

平面總監／王志宏

編 著 者／慈濟人文志業中心

封面設計／邱宇陞

圖片主編／黃世澤

美術編輯／黃昭寧

責任編輯／賴志銘

出 版 者／經典雜誌

財團法人慈濟傳播人文志業基金會

地 址／台北市北投區立德路二號

電 話／02-2898-9991

劃撥帳號／19924552

戶 名／經典雜誌

製版印刷／禹利電子分色有限公司

經 銷 商／聯合發行股份有限公司

地 址／新北市新店區寶橋路235巷6弄6號2樓

電 話／02-2917-8022

出版日期／2021年7月初版1刷

定 價／新台幣420元

國家圖書館出版品預行編目(CIP)資料

疫重情深 : COVID-19慈濟防疫紀實/慈濟人文志業中心編
著. -- 初版. -- 臺北市:經典雜誌, 2021.07
　　面;　　公分
ISBN 978-986-06556-6-7(平裝)

1.佛教慈濟慈善事業基金會 2.傳染性疾病防制 3.病毒感染

412.471　　　　　　　　　　110012100